国家出版基金项目
NATIONAL PUBLICATION FOUNDATION

中医历代名家学术研究丛书

主编 潘桂娟

Academic Research Series of Famous
Doctors of Traditional Chinese
Medicine through the Ages

"十三五"国家重点图书出版规划项目

朱辉 编著

柯琴

全国百佳图书出版单位
中国中医药出版社
·北 京·

图书在版编目（CIP）数据

中医历代名家学术研究丛书.柯琴/潘桂娟主编；朱辉编著.—北京：中国中医药出版社，2021.8
ISBN 978-7-5132-6710-6

Ⅰ.①中… Ⅱ.①潘… ②朱… Ⅲ.①中医临床—经验—中国—清代 Ⅳ.① R249.1

中国版本图书馆 CIP 数据核字（2021）第 007736 号

中国中医药出版社出版

北京经济技术开发区科创十三街 31 号院二区 8 号楼
邮政编码 100176
传真 010-64405721
河北品睿印刷有限公司印刷
各地新华书店经销

开本 880×1230 1/32 印张 6.75 字数 170 千字
2021 年 8 月第 1 版 2021 年 8 月第 1 次印刷
书号 ISBN 978 - 7 - 5132 - 6710 - 6

定价 49.00 元
网址 www.cptcm.com

服务热线 010-64405720
购书热线 010-89535836
侵权打假 010-64405753

微信服务号 zgzyycbs
微商城网址 https://kdt.im/LIdUGr
官方微博 http://e.weibo.com/cptcm
天猫旗舰店网址 https://zgzyycbs.tmall.com

如有印装质量问题请与本社出版部联系（010-64405510）

项目来源及国家重点图书出版计划

2005 年度国家"973"计划课题"中医学理论体系框架结构与内涵研究"（编号：2005CB532503）

2009 年度科技部基础性工作专项重点项目"中医药古籍与方志的文献整理"（编号：2009FY120300）子课题"古代医家学术思想与诊疗经验研究"

2013 年度国家"973"计划项目"中医理论体系框架结构研究"（编号：2013CB532000）

国家中医药管理局重点研究室"中医理论体系结构与内涵研究室"建设规划

"十三五"国家重点图书、音像、电子出版物出版规划（医药卫生）

2021 年度国家出版基金资助项目

前言

中医理论肇始于《黄帝内经》《难经》，本草学探源于《神农本草经》，辨证论治及方剂学发轫于《伤寒杂病论》。在此基础上，历代医家结合自身的思考与实践，提出独具特色的真知灼见，不断革故鼎新，充实完善，使得中医药学具有系统的知识体系结构、丰富的原创理论内涵、显著的临床诊治疗效、深邃的中国哲学背景和特有的话语表达方式。历代医家本身就是"活"的学术载体，他们刻意研精，探微索隐，华叶递荣，日新其用。因此，中医药学发展的历史进程，始终呈现出一派继承不泥古、发扬不离宗的繁荣景象。

中国中医科学院中医基础理论研究所，自 2008 年起相继依托 2005 年度国家"973"计划课题"中医学理论体系框架结构与内涵研究"、2009 年度科技部基础性工作专项重点项目"中医药古籍与方志的文献整理"子课题"古代医家学术思想与诊疗经验研究"、2013 年度国家"973"计划项目"中医理论体系框架结构研究"，以及国家中医药管理局重点研究室（中医理论体系结构与内涵研究室）建设规划，联合北京中医药大学等 16 所高等院校及科研和医疗机构的专家、学者，选取历代具有代表性或学术特色突出的医家，系统地阐释与解析其学术思想和诊疗经验，旨在发掘与传承、丰富与完善中医理论，为提升中医师临床实践能力和水平提供参考和借鉴。本套丛书即是由此系列研究阶段性成果总结而成。

综观历史，凡能称之为"大医"者，大都博览群书，学问淹博赅洽，集百家之言，成一家之长。因此，我们以每位医家的内容独立成书，尽可能尊重原著，进行总结、提炼和阐发。本丛书的另一个特点是，将医家特色学术观点与临床实践相印证，尽可能选择一些典型医案，用以说明理论的实践价值，便于临床施用。本丛书列选《"十三五"国家重点图书、音像、电子出版物出版规划》"医药卫生"类项目，收载民国及以前共 102 名医家。第一批 61 个分册，已于 2017 年出版。第二批 41 个分册，申报2021 年国家出版基金项目已获批准，出版在即。

丛书各分册作者，有中医基础和临床学科的资深专家、国家及行业重点学科带头人，也有中青年骨干教师、科研人员和临床医师中的学术骨干，来自全国高等中医药院校、科研机构和临床单位。从学科分布来看，涉及中医基础理论、中医各家学说、中医医史文献、中医经典及中医临床基础、中医临床各学科。全体作者以对中医药事业的拳拳之心，共同努力和无私奉献，历经数年完成了这份艰巨的工作，以实际行动切实履行了"继承好、发展好、利用好"中医药的重大使命。

在完成上述科研项目及丛书撰写、统稿与审订的过程中，研究团队暨编委会和审订委员会全体成员精益求精之心始终如一。在上述科研项目负责人、丛书总主编、中国中医科学院中医基础理论研究所潘桂娟研究员主持下，由常务副主编陈曦副研究员、张宇鹏副研究员及各分题负责人——翟双庆教授、钱会南教授、刘桂荣教授、郑洪新教授、邢玉瑞教授、马淑然教授、文颖娟教授、陆翔教授、杨卫彬研究员、崔为教授、江泳教授、柳亚平副教授、王静波副教授等，以及医史文献专家张效霞教授，分别承担或参与了团队的组织和协调，课题任务书和丛书编写体例的起草、修订和具体组织实施，各单位课题研究任务的落实和分册文稿编写、审订等工作。编委会多次组织工作会议和继续教育项目培训，推进编撰工作进度，确保书稿撰写规范，并组织有关专家对初稿进行审订；最终，由总主编与常务副主编对丛书各分册进行复审、修订和统稿，并与全体作者充分交流，对各分册内容加以补充完善，而始得告成。

2016年3月，国家中医药管理局颁布《关于加强中医理论传承创新的若干意见》，指出要"加强对传承脉络清晰、理论特色鲜明的古代医家的学术思想研究"。2016年2月，国务院颁布《中医药发展战略规划纲要（2016—2030年）》，强调"全面系统继承历代各家学术理论、流派及学说"。上述项目研究及丛书的编写，是研究团队对国家层面"遵循中医药发展规律，传承精华，守正创新"号召的积极响应，体现了当代中医人敢于担当的勇气和矢志不渝的追求！通过此项全国协作的系统工程，凝聚了中医医史、文献、理论、临床研究的专门人才，培育了一支专业化的学术队伍。

在此衷心感谢中国中医科学院及其所属中医基础理论研究所、中医药信息研究所、研究生院，以及北京中医药大学、陕西中医药大学、山东中医药大学、云南中医药大学、安徽中医药大学、辽宁中医药大学、浙江中医药大学、成都中医药大学、湖南中医药大学、长春中医药大学、黑龙江中医药大学、南京中医药大学、河北中医学院、贵州中医药大学、中日友好医院等16家科研、教学和医疗单位对此项工作的大力支持！衷心感谢中国中医科学院余瀛鳌研究员、姚乃礼主任医师、曹洪欣教授与北京中医药大学严季澜教授在项目实施和本丛书出版过程中给予的悉心指导与支持！衷心感谢中国中医药出版社有关领导及华中健编辑、芮立新编辑、伊丽萦编辑、鄢洁编辑及丛书编校人员的辛勤付出！

在本丛书即将付梓之际，全体作者感慨万千！希望广大读者透过本丛书，能够概要纵览中医药学术发展之历史脉络，撷取中医理论之精华，承绪千载临床之经验，为中医药学术的振兴和人类卫生保健事业做出应有的贡献！

由于种种原因，书中难免有疏漏之处，敬请读者不吝批评指正，以促进本丛书的不断修订和完善，共同推进中医历代名家学术的继承与发扬！

《中医历代名家学术研究丛书》编委会

2021 年 3 月

一、本套丛书选取的医家，为历代具有代表性或特色思想与临床经验者，包括汉代至晋唐医家 6 名，宋金元医家 19 名，明代医家 24 名，清代医家 46 名，民国医家 7 名，总计 102 名。每位医家独立成册，旨在对医家学术思想与诊疗经验等内容进行较为详尽的总结阐发，并进行精要论述。

二、丛书的编写，本着历史、文献、理论研究有机结合的原则，全面解读、系统梳理和深入研究医家原著，适当参考古今有关该医家的各类文献资料，对医家学术思想和诊疗经验加以发掘、梳理、提炼、升华、概括，将其中具有理论意义、实践价值的独特内容阐发出来。

三、丛书在总体框架上，要求结构合理、层次清晰；在内容阐述上，要求概念正确，表述规范，持论公允，论证充分，观点明确，言之有据；在分册体量上，鉴于每个医家的具体情况不同，总体要求控制在 10 万～ 20 万字。

四、丛书的每一分册的正文结构，分为"生平概述""著作简介""学术思想""临证经验"与"后世影响"五个独立的内容范畴。各分册将拟论述的内容按照逻辑与次序，分门别类地纳入以上五个内容范畴之中。

五、"生平概述"部分，主要包括医家姓名字号、生卒年代、籍贯等基本信息，时代背景、从医经历以及相关问题的考辨等。

六、"著作简介"部分，逐一介绍医家的著作名称（包括现存、已经亡佚又经后人辑复的著作）、卷数、成书年代、主要内容、学术价值等。

七、"学术思想"部分，分为"学术渊源"与"学术特色"两部分进行论述。前者重在阐述医家之家传、师承、私淑（中医经典或前代医家思想对其影响）关系，重点发掘医家学术思想的历史传承与学术渊源；后者主要从独特学术见解、学术成就、学术特点等方面，总结医家的主要学术思想特色。

八、"临证经验"部分，重点考察和论述医家学术著作中的医案、医论、医话，并有选择地收集历代杂文笔记、地方志等材料，从中提炼整理医家临床诊疗的思路与特色，发掘、总结其独到的诊治方法。此外，还根据医家不同情况，以适当方式选录部分反映医家学术思想与临证特色的医案。

九、"后世影响"部分，主要包括"学术影响与历代评价""学派传承（学术传承）""后世发挥"和"国外流传"等内容。其中，对医家的总体评价，重视和体现学术界共识和主流观点，在此基础上，有理有据地阐明新见解。

十、附以"参考文献"，标示引用著作名称及版本。同时，分册编写过程中涉及的期刊与学位论文，以及未经引用但能体现一定研究水准的期刊与学位论文也一并列出，以充分体现对该医家研究的整体状况。

十一、附以丛书全部医家名录，依照时间先后排列，以便查验。

十二、丛书正文标点符号使用，依据中华人民共和国国家标准《标点符号用法》（GB/T 15834—2011）。医家原书中出现的俗字、异体字等一律改为简化正体字，个别不能对应简化字的繁体字酌予保留。

《中医历代名家学术研究丛书》编委会

2021 年 3 月

内容提要

柯琴，字韵伯，号似峰，浙江慈溪人；生于明代万历末年，具体年代不详；清代著名伤寒学家，现代称其为伤寒学派之"辨证论治派"代表人物；著有《伤寒论注》《伤寒论翼》《伤寒附翼》三书，合称《伤寒来苏集》。柯琴平生致力于《伤寒论》研究，主张以证分类研究《伤寒论》，提出"仲景之六经为百病立法"，扩大了六经分证的临床应用。其基于《内经》理论，结合临床实践，注疏《伤寒论》，阐发伤寒精义；注重从药性理论，特别是气味形色，对方药进行解释，重视方证相应。柯琴为张仲景学术的传承、运用与发展，做出了重要的贡献。本书内容包括柯琴的生平概述、著作简介、学术思想、临证经验及后世影响等。

柯琴，字韵伯，号似峰，浙江慈溪人；生于明代万历末年，具体年代不详；清代著名伤寒学家，著有《伤寒论注》《伤寒论翼》《伤寒附翼》三书，合称《伤寒来苏集》。

关于柯琴学术思想的研讨，经检索中国知网、万方、维普等数据库，自 20 世纪 60 年代至今，共有期刊论文 80 余篇、学位论文 3 篇、研究专著 3 部。研究内容主要涉及以下三个方面：一是对柯琴的生平、著作版本、学术渊源等，进行文献考证；二是从理论研究角度，挖掘柯琴著作中蕴含的学术思想，如"以证分类编次《伤寒论》""六经为百病立法""六经地面""六经病解""制方大法"等；三是围绕柯琴撰写的方论，探讨其临床用方经验，如重视"方证相应"等。其中，对柯琴六经辨证观的研究较为集中，阐发了柯琴学术思想的主要特点。研究专著方面，有《柯氏伤寒论注疏正》（1996 年出版）、《柯氏伤寒论翼笺正》（1965 年出版）和《柯氏伤寒附翼笺正》（1986 年出版），系当代伤寒学家李培生教授对柯琴原著所作的逐条阐释，2009 年由人民卫生出版社将三书合订出版，命书名为《李培生医书四种》（另含《温病证治括要》，系李培生对《温病条辨》重加编纂并加以阐释之作）。该书系李培生教授结合临床实际，对《伤寒论》原文及柯琴之注进行的学术探讨，既有对柯琴注释精义的重点提要和详细论述，亦有对其偏颇之处的剖析辨明，可谓既释张仲景之论，又解释柯琴之注，对于学习和研究《伤寒论》、挖掘和研究柯琴学术思想大有裨益。此外，柯琴现存著作《伤寒来苏集》已有多种校注本出版。上述文献资料为本次柯琴学术思想整理研究奠定了良好的基础，提供了全面而有益的参考。

本次整理研究，在既往研究基础上，全面收集与柯琴相关的文献资料，深入挖掘和整理其著作中的学术内容，提炼和总结其学术特点和诊疗经验，分析影响其学术思想形成的主要因素，探讨和阐述其代表性、原创性的理论和学说，旨在全面地展现柯琴的学术观点以及其对后世产生的深远影响。

本书以柯琴学术著作为基础，旁征历代相关的中医药学著作，参考近现代研究文献，对柯琴的生平和时代背景、代表著作、学术思想、临证经验和后世影响等加以阐述，重点突出柯琴学术思想中对后世影响深远的六经辨证观，如"六经为百病立法""六经地面""六经病解""六经制方大法"等；围绕柯琴之方论，对其"方证相应"思想予以阐发。此外，还概述伤寒学派的传承和后世发挥情况，以及柯琴学术思想对伤寒学派传承与发展的影响。本书内容对研究柯琴学术思想及中医学术发展历史可提供有益的参考。

本次整理研究主要依据的柯琴著作版本：上海科学技术出版社1959年版《伤寒来苏集》。参考中国中医药出版社2006年版、学苑出版社2009年版《伤寒来苏集》。对柯琴方论的研究，参考清·罗美《古今名医方论》，依据江苏科学技术出版社1983年版本。此外，还参考了20世纪60年代迄今发表的相关论文。

　　在此，衷心感谢参考文献的作者及支持本项研究的各位同人！

辽宁中医药大学　朱辉

2019 年 11 月

目
录

柯琴

生平概述

柯琴，字韵伯，号似峰，浙江慈溪人；生于明代万历末年，具体生卒年未详；清代著名伤寒学家，现代称其为伤寒学派之"辨证论治派"代表人物；著有《伤寒论注》《伤寒论翼》《伤寒附翼》，合称《伤寒来苏集》。柯琴平生致力于《伤寒论》研究，主张以证分类研究《伤寒论》，提出"仲景之六经为百病立法"，扩大了六经分证的临床应用。其基于《内经》理论，结合临床实践，注疏《伤寒论》，阐发伤寒精义；注重从药性理论，特别是气味形色，对方药进行解释，重视方证相应。柯琴为张仲景学术的传承、运用与发展，做出了重要的贡献。

一、时代背景

据《慈溪县志》记载，柯琴"生于万历末年……鼎革后，焚弃举业，一志医学"。由此可以看出，柯琴的存世年代在明末清初时期，其学术成就在这一时期趋向成熟，这与当时的社会历史条件和《伤寒论》研究现状有着密切的关系。

（一）社会背景

明末清初是中国社会发展变化的重要历史时期。从明代万历中期以后至清代康熙前期，是我国历史上"天崩地解"的大动荡时代。在此时期，封建地主统治阶级和广大农民阶级的矛盾，以及国内的民族矛盾空前激化，导致农民起义和民族战争延绵不绝。在江南各地，还爆发了相当规模的市民阶层的反抗运动。尤其是明王朝的覆亡，对士大夫阶层是一个极其沉重的打击。他们痛定思痛，进行深刻的自我反省，总结明朝覆亡的教训，憧憬未来的理想社会。在王朝更替的社会大变动中，占据思想界统治地位数百年之久的宋明理学迅速走向衰退，以经世致用为宗旨、以挽救社会危机为目的、以朴实考经证史为方法的实学思潮勃然兴起。

明末清初也是历史上传统学术发展演变的重要转折阶段。在这一时期，为扭转明末空谈心性的学风，学术界开始提倡读书，崇尚实学。加之此时"西学东渐"，西方文化对中国传统文化的冲击，促进了中西文化的交流和融合，这对实学思潮的兴盛也起到一定的刺激和促进作用。这种务实革新、求真求是的学风，是当时学术界的一股清流。求实致用的实学主张，也被很好地借鉴到《伤寒论》的学术研究中，使得这一时期成为《伤寒论》研究历史上继两宋以来的又一高峰时期。

（二）医学背景

明清时代，中医学得到了显著的发展，不但在实践上积累了更为丰富的经验，从实践中总结出来的理论也逐渐趋于系统完善，形成了一套比较完整的、能够指导中医临床实践的理论体系。明清时期医家和医著的大量问世，就足以说明当时中医学的大发展状况。《医籍考》是一部研究中国古代医学文献的重要工具书，由日本学者丹波元胤编纂而成，共收载医书2807种。其中，元代及以前共计1324种，明代至清代前期就有1445种之多。亦即，明清这400多年间的医学著作，超过元代及以前1600多年间著作总和。由此可见明代至清代前期中医学术的繁荣景象。

辨证论治作为中医学的一大特色，肇端于《内经》，奠基于《伤寒论》，然而在长期的临床实践中，并未得到全面的贯彻和普遍的应用。到了明清时期，随着实践经验的不断积累，以及基础理论研究的不断深入，辨证论治的原则更为完善、更为系统，使中医学理论与临床实践更为充分地结合起来，把对疾病的认识和治疗，由感性认识提高到理性认识，大大提高了临床疗效。《伤寒论》作为辨证论治的奠基之作，恰恰是在此时期得到了理论上的再升华，大批的医家投入到《伤寒论》辨证论治方法和方证应用规律的研究中来。

（三）《伤寒论》研究现状

明末清初是《伤寒论》研究史上的重要时期，从公元1600年至1800年的200年间，就有89部《伤寒论》研究专著问世，仅在清初的康熙年间就有30余部，柯琴的《伤寒来苏集》也是在此时成书的。可以说这一时期伤寒学的发展迈上了一个新的台阶，人们对《伤寒论》学术价值的认识进一步深化。医家们更加注重从《伤寒论》原著中探讨辨证论治的思想与方法，逐渐认清《伤寒论》不仅是治疗外感病的专书，而且是治疗百病的基础和轨范，突出强调了《伤寒论》在临床上的普遍指导意义。在这一时期，对《伤寒论》的研究进入方法论研究阶段，其学术特征表现在以下几个方面。

1.《伤寒论》的编次方式多样化

《伤寒论》原著，经西晋王叔和重新编次而得以流传下来。自此，历代众多医家致力于《伤寒论》的研究。由于年代相距久远，自汉传至明清时期，中间历经了无数次的辗转传抄和重新翻刻，以致对原著内容的编次方法呈现不同派别。

（1）三纲法

三纲法，是指以风伤卫、寒伤营、风寒两伤营卫为纲，对太阳病原文进行分篇。凡桂枝汤证及其变证一类的条文，列于风伤卫篇；凡麻黄汤证及句首有"伤寒"二字的条文，列于寒伤营篇；凡青龙汤证及有脉浮紧的条文，列于风寒两伤营卫篇。此法首倡者为明代方有执，喻嘉言、张路玉、程郊倩、章虚谷等继其后。

（2）类方法

类方法，是指以方证为纲，即以方名证，汇集六经诸论，各以类从的编次方法，以柯琴、徐大椿为代表。柯、徐二家又有所不同：柯琴《伤寒来苏集》系分经类证，以方名证；徐大椿《伤寒论类方》，则是据方分证，方不分经。

（3）类法法

类法法，是指以治法为纲编次《伤寒论》原文，以钱潢、尤在泾二家为代表。钱潢著《伤寒溯源集》，主要以各经证治为依据，把《伤寒论》条文，用辨证论治的方法来分编，以证治为分列条文的基础。尤在泾著《伤寒贯珠集》，亦从治法立论，全书各篇分立正治法、权变法、救逆法、类病法、杂治法等，为其编次的框架。

（4）类症法

类症法，是指以症状为纲，编次《伤寒论》原文，以沈金鳌为代表。如沈金鳌所著《伤寒论纲目》一书，以六经为统领，以《伤寒论》中出现的 100 多个症状为归类标准，将具有该症状的条文汇列于六经之下进行比较分析，是一部采用以症分类的方法研究《伤寒论》的代表著作。

（5）类经法

类经法，是指以六经为纲，编次《伤寒论》原文。由于《伤寒论》本身即是以六经分篇的，所以宗此法之医家甚多。如张志聪认为，"六经编次，自有条理贯通，不容妄为诠次"。在其《伤寒论集注》中，即按此说立论编次。

综上所述，时至明清时期，《伤寒论》的编次方式，呈现了百家争鸣的态势。各家编次方式虽然不同，但旨在更加全面、更加清晰地阐明《伤寒论》辨证论治体系，使之便于学习和应用的目标则是一致的。

2. 重新评价《伤寒论》的学术价值

明清时期，温病学开始崛起，医家们逐渐认识到《伤寒论》并非治疗外感热病的全书，从而对《伤寒论》的学术价值做出新的认识与评价。方有执认为,《伤寒论》书名曰"论",是张仲景"愤伤寒之不明,戚宗族之非命,论病以辨明伤寒,非谓论伤寒之一病也……名虽曰论,实则经也"(《伤寒论条辨·引》)。程郊倩在其《伤寒论后条辨》中亦指出,《伤寒论》是一部医门轨范之书,可"教人如何辨表里阴阳,如何察寒热虚实,如何认病,如何治病",故《伤寒论》不可与名"编""集""书"的经验方书相提并论。《伤寒论》为中医确立了临证的准则,这一时期的许多医家都强调了这一点。如徐大椿认为《伤寒论》为"一切外感之总决";舒驰远说:"学者若不从兹入门,则临证一无所据"(《伤寒集注·凡例》);陆九芝更直言:"学医从《伤寒论》入手,始而难,既而易;从后世分类书入手,初若甚易,继则大难矣"(《世补斋医书》)。

3.《伤寒论》研究内容的变更

宋代医家把《伤寒论》看作是治疗外感热病的专书,并试图以此为基本框架,构筑外感热病的诊疗体系,所以此时期以各种外感热病的临床表现、治疗原则及具体方药的研究为主。至明末清初,《伤寒论》的研究重心有所转移,医家们开始注重《伤寒论》中有关辨证论治理论的研究。诸如六经的实质与临床意义、辨脉证阴阳及寒热虚实表里等概念的应用、《伤寒论》的治则治法、方证及病机传变、合病并病等理论。在六经实质的探讨方面尤为活跃,产生了程郊倩、张志聪的"六经气化说"、舒驰远的"六经定法说"等学术见解。柯琴的"六经地面说",也于此时提出。这些观点补充和完善了六经为百病立法的理论依据。

明清之际,医家们不但在理论上强调《伤寒论》辨证论治的普遍指导意义,而且在临床上开始了运用《伤寒论》的方药治疗内伤杂病的实践。如柯琴以桂枝汤治疗虚疟虚痢,以麻黄汤治疗风寒湿痹;舒驰远运用麻黄汤催生、白虎汤安胎等。许多医家逐渐认识到六经辨证并非仅为外感病而设,《伤寒论》方药可通治百病。

4. 对《伤寒例》的否定

对于《伤寒论》原书卷二的《伤寒例》，在明清之际也是集矢之的。由于其内容与《伤寒论》有别，因而得不到医家的广泛认同。自方有执《伤寒论条辨》把《伤寒例》删除之后，喻嘉言等群起附和，认定《伤寒例》为王叔和之伪作，其后多数注家的注本都不再保留《伤寒例》。

《伤寒例》主要突出《伤寒论》在治疗四时热病上的意义，是为了补充《伤寒论》内容之不足，即便是王叔和编撰，也是对《伤寒论》理论的充实与发展。《伤寒例》最大的贡献，是对于时病理论的阐述，不仅在发病、病因、病机等方面有所创见，且从所提出的许多论点来看，也已具备了后世温病学的雏形。《伤寒例》还提出了有病须早治、治病应临证制方、给药要注意时间、饮水护理、预后判断等很多极有价值的内容，对临床都有一定的指导意义，其学术价值自然不容忽视。

明清之际，注家们强调《伤寒论》是医门之轨范，与《伤寒例》发生了较大的矛盾，故各家除了激烈批评以外，尚主张删除之。即便是强调维护旧论的张志聪、陈修园等医家，也认为《伤寒例》"既非条例，又非大纲，与本论自相矛盾，混列其中，殊为不合……理应删去"（《伤寒论集注·凡例》）。

5. 伤寒学流派的形成

明清时期，《伤寒论》研究的又一特征，即是伤寒学派的形成。历史上对《伤寒论》的研究始于唐而盛于宋，发展至宋金元时代，研究《伤寒论》已有众多代表性医家，如韩祗和、朱肱、许叔微、庞安常、郭雍、成无己等。其学术观点虽各有创见，但还没有形成学术上的流派。至明代方有执提出"错简重订"，伤寒学派始开其端。到清代中期，以主张错简重订、维护旧论和辨证论治的各家为代表，伤寒学派间的学术争鸣，大大推动了《伤寒论》研究的发展。

（1）错简重订派

方有执是明代万历年间新安人，著《伤寒论条辨》八卷。方有执认为，张仲景原论流传甚久，其内容早已颠倒错乱，失其旧观；既经王叔和编次，亦为后人所增删，欲深入研究，必须把错简不堪的《伤寒论》按张仲景本来意图加以修整考订，以反还其本来面目。方有执在其书中，根据"风伤卫，寒伤营，营卫俱中伤风寒"之说，重新编次太阳篇，以期恢复太阳篇原貌。对于旧本卷一的《辨脉法》和《平脉法》，方有执以为虽有翼于张仲景原论，但不能列于卷首，应置于篇末。对于卷二的《伤寒例》，认为"法外又独有伤寒之例"，实非张仲景本意，显然属后人之伪作，故在其所著《伤寒论条辨》中删去《伤寒例》。

清初喻嘉言著《尚论篇》四卷，其持错简之观点与方有执一致。喻氏认为《伤寒论》十卷，自晋到清，篇目不免有先后差错，所幸尚有三百九十七法，一百一十三方的名目，还可以为之校正。其书中亦按方有执"风寒之伤营卫"者分属，大倡三纲鼎立之说。至此，以三纲改正《伤寒论》错简之说，方有执倡于前，喻嘉言继其后，附和者纷起。如张路玉的《伤寒缵论》及《伤寒绪论》、程郊倩的《伤寒论后条辨》、章虚谷的《伤寒论本旨》等，都是持错简论重编《伤寒论》的代表人物和著作。

"错简重订派"诸家，对《伤寒论》都有不同程度的发挥。但由于崇拜"圣人"之意过深，认为张仲景皆是，而王叔和尽非，从而驳斥王叔和、讥议成无己，甚至对林亿等校正张仲景著作的宋臣亦大肆攻击，实属偏激。徐大椿之说甚为公允，其言"此书乃叔和所搜集，而世人辄加辩驳，以为原本不如此，抑思苟无叔和，安有此书？且诸人所编，果能合仲景原文否耶！"（《医学源流论·〈伤寒论〉论》）

（2）维护旧论派

与"错简重订派"相反，尊奉王叔和、赞赏成无己的医家，在明清之际亦大有人在。他们认为《伤寒论》首尾完整，并无错简；王叔和不但没有乱于张仲景学说，反而是将张仲景学说传承下来，实为发扬张仲景学术的大功臣；成无己也没有曲解张仲景学说，其首注《伤寒论》的开创之功，且引经析义，实为诸注家所不能及。因此，他们主张对流传的旧本《伤寒论》，只有不任意移动、不随便取舍，才能保持张仲景完整的思想体系。持此论者，以张卿子、张志聪、陈修园等医家为主，是伤寒学派中维护旧论一派的代表人物。

张卿子在其所编《伤寒论》中说："仲景之书，精入无伦；非善读，未免滞于语下。诸家论述，各有发明，而聊摄成氏引经析义，尤称详洽，初学不能舍此索途也，悉依旧本，不敢去取。"对成无己注释《伤寒论》原文的学术价值予以肯定，并在其书中依"辨脉、平脉、伤寒例、六经各篇、霍乱、阴阳易、汗吐下可不可诸篇"次序，悉遵旧本，未曾改动。仅在部分成无己注文后，增列朱肱、张元素、庞安常、李东垣、朱丹溪等诸家之说。所以，张卿子是维护旧论的典型人物。张卿子之学说，继传于张志聪和张令韶，二者亦皆反对错简重订之论，其观点在《伤寒论集注》《伤寒论直解》二书中皆有体现。

陈修园亦是反对错简重订的代表人物，其所著《伤寒论浅注》一书，即以六经为纲分篇，宗张仲景原书编次。但他鉴于"三百九十七法、一百一十三方"之说，认为辨脉法、平脉法、伤寒例、痉湿暍、可与不可诸篇，系王叔和所增加的内容，三百九十七法不容否定，其在《伤寒论浅注·目录》中说："仲景原论，始于太阳篇，至阴阳易差后劳复止，共计三百九十七节，何以不言节而言法，盖节中字字是法，言法即可以该节也。"遂将上述诸篇一概删去，此后便有所谓《伤寒论》原文洁本出现了。

（3）辨证论治派

《伤寒论》是辨证论治的大经大法，有些研究者认为，不论是张仲景原著，或是王叔和纂集，只要有利于辨证论治的运用，其为错简还是旧论，就不是主要问题了。主张这一派的学者，可称为辨证论治学派。但各家研究《伤寒论》辨证论治的思路，又不完全相同，有从方证立论的，有从治法立论的，亦有从六经审证立论的。以柯琴、徐大椿、钱潢、尤在泾、沈明宗、包兴言等医家为代表。

柯琴是明清时期辨证论治派的代表人物，他主张不必过于考证张仲景著作的编次，重要的是阐发张仲景的辨证论治心法。在其《伤寒论注》中，即以证为主，按六经分篇归类方证。这种编次方式，应当说对于临证是较为适用的。在柯琴的启发下，徐大椿的《伤寒论类方》也突出阐发方证辨治规律。其将《伤寒论》一百一十三方，分为桂枝汤、麻黄汤、葛根汤、柴胡汤、承气汤、四逆汤等十二类；每一类中均包含主方及同类诸方，于每一方后再列入该方主治证的原文，此种编次亦便于临证使用。

除柯、徐二家外，还有钱潢《伤寒溯源集》、尤在泾《伤寒贯珠集》、沈明宗《伤寒六经辨证治法》、包兴言《伤寒审证表》等，皆是从辨证出发立论的代表之作。治伤寒学言辨证者，明清之际固不乏人，而其中较著者，莫逾于此。至此，伤寒学派便经历数百年的各家争鸣而不衰。

二、生平纪略

柯琴生于明代万历末年，具体年份不详，其生平和身份，医史文献缺少记载，从《清史·本传·艺术》《慈溪县志》及《伤寒来苏集》各家之序可略知一二。

《清史·本传·艺术》记载："柯琴，字韵伯，浙江慈溪人。博学多闻，能诗、古文辞。弃举子业，矢志医学。家贫，游吴，栖息于虞山，不以医自鸣，当世亦鲜知者。"《慈溪县志》记载："柯琴，字韵伯，生于万历末年，好学博闻，能文工诗，同辈皆以大器期之。鼎革后，焚弃举业，一志医学。博览精思，会悟通彻。游京师，无所遇。归过吴门，值叶桂行医有盛名，因慨然曰：斯道之行亦由运会乎？于是闭户著书，得《内经合璧》《仲景伤寒论注》四卷、《伤寒附翼》一卷、《伤寒论翼》两卷，都七卷，名《来苏集》。"

其同乡孙介夫为《伤寒论翼》所作序言中说："吾乡似峰先生，儒者也，好为古文辞，又工于诗，余目为一书生耳……惜其贫不能自振，行其道于通都大国，而栖息于虞山之邑，又不敢以医自鸣，故鲜有知之者；即有知之者，又鲜有豪侠者为之吹嘘于王公贵人间，此其名未之扬、书未之广也。"柯琴的又一同乡冯明五，亦为《伤寒论翼》作序，序中也有类似的叙述，谓柯琴"为吾慈庠彦，不得志于时，遂栖息虞山，岂非天抑其遭际，以毕志纂修，潜通《灵》《素》幽隐，上接仲景渊源哉！"二人皆对柯琴表达了同情和惋惜之意，认为柯琴贫困的出身和仕途不济的遭遇虽出于天命，但却给予他完成写作意愿的机会，从而深刻领悟到《内经》和《伤寒论》的精义，为继承和发扬张仲景学术提供了可能。另一署名为"虞山友人"的季楚重，在《伤寒论翼》题序中，也对柯琴有较高的评价。其序中说："先生好学博闻，吾辈以大器期之。今焚书弃举，矢志于岐黄之学，此正读书耻为俗儒，业医耻为庸医者。"

以上记载，内容虽简略，但从字里行间，不难分析柯琴一生遭遇的无奈。柯琴生活在明末清初的封建社会里，早年仅为取得微末功名的知识分子，后因科场失意，不得已才放弃举子业而一心致力于医学。尽管柯琴在文学、医学方面都有一定的天赋，但因为其家境贫寒，仕途无望，诊务又复不振，在难觅生活出路的情况下，不得不辗转赴外地谋生。由于柯琴低调内敛的性格，没有将自己医生的身份大肆宣传，最终导致知之者甚少，竟以一介布衣湮没无闻而抱恨告终。尽管如此，无诊务纷扰的情况，也为柯琴潜心钻研《内经》《伤寒论》之学提供了可行之机，其传世名著《伤寒来苏集》，就是于客地虞山编写而成的。冯明五序言中还提道："时吴门叶天士先生至虞，且展卷而异之，以为有如是之注疏，实阐先圣不传之秘，堪为后学指南。"可见叶天士对柯琴之作亦备加推许。柯琴生于慈溪，卒于虞山，度过了平凡的一生，其遭遇虽可悲，但为张仲景学说的继承和发扬所做的贡献功不可没。

三、从医经历

据《慈溪县志》记载，柯琴生于明代万历末年，"鼎革后，焚弃举业，一志医学"。柯琴志在岐黄之学，但由于其家贫，时运亦不济，所以在他的家乡之际，未能以医名震于四方。迫于生活压力，柯琴离开家乡，游历京师，欲凭借自身医术有所作为。但事与愿违，无遇而返。归来途中，经过江浙一带，正值叶天士在此行医，其医术高超而享有盛名，柯琴感慨道："斯道之行，也由运会乎？"于是客居他乡闭户著书，其所著医书及整理注释之典籍，以《内经》之理，悟张仲景之旨，阐发奥义，多有妙语，在后世流传甚广。

柯琴

著作简介

一、现存医学著作 🐦

　　柯琴作为清代著名的伤寒学家，其现存代表作是《伤寒来苏集》。曹炳章在《伤寒来苏集·提要》中，引曹禾《医学读书志》所载："柯氏民间行本医书三种：《伤寒论注》四卷、《伤寒论翼》二卷、《伤寒附翼》二卷，总名《来苏集》"。所以，后世称《伤寒来苏集》系上述三种医书的合订本。

　　柯琴撰写此书的动机，主要鉴于张仲景原论自王叔和编次后，原貌虽不可睹，而大例犹存；再经方有执、喻嘉言等更定，面目已然全非，距张仲景原旨更远，因此担当这一继承整理的重任。"来苏"一词，源自《尚书·仲虺之诰》："徯予后，后来其苏"。苏，更生也。作者以《伤寒论》千古沉没，自此又得更生，故以此命其书名。

（一）《伤寒论注》

　　《伤寒论注》共计四卷，成书于康熙八年（1669），系柯琴对《伤寒论》原文的注释之作。自明清以来，重新编次《伤寒论》者不少都自成格局。柯琴认为不必孜孜于考订张仲景原书的编次，最重要的是把张仲景的辨证论治心法阐发出来，进而把《伤寒论》的理论运用于临床。柯琴受孙思邈"以方类证"的影响，根据《伤寒论》中所称"桂枝证""麻黄证""柴胡证"等，以方名证，方随证附，以方证为主，汇集六经诸论，各以类从。其在《伤寒论注·自序》中云："将仲景书校正而注疏之，分篇汇论，挈其大纲，详其细目，证因类聚，方随附之；倒句讹字，悉为改正，异端邪说，一切辨明，岐伯、仲景之隐旨发挥本论各条之下，集成一帙，名《论注》。"

这种以六经为纲、方证为目、以证名篇对《伤寒论》原文逐条加以注释的研究方法，形成了条理分明的六经方证系统。

该书对于方证的分类，系根据该方若为某经之主方，即归于该经。如桂枝汤证、麻黄汤证等，列于太阳篇；栀子豉汤证、承气汤证等，列于阳明篇；小柴胡汤证、黄芩汤证等，列于少阳篇；附子汤证、真武汤证、四逆汤证等，列于少阴篇；乌梅丸证、白头翁汤证等列于厥阴篇之类。若有变证化方，如从桂枝汤证加减变化者，即附于桂枝汤证后；从麻黄汤证加减变化者，附于麻黄汤证后。以太阳篇为例，汇集了桂枝汤、麻黄汤、葛根汤、大青龙、五苓散、十枣汤、陷胸汤、泻心汤、抵当汤、火逆、痉湿暑等十一证类。桂枝汤证类，汇集了有关桂枝证的十八方，如桂枝加附子汤、桂枝人参汤、桂枝加厚朴杏子汤等。麻黄汤证类，汇集了有关麻黄证的五方，如麻黄汤、麻黄桂枝各半汤、麻黄杏仁甘草石膏汤等。其他诸证也均如此类分条列。对原著条文凡属脱落、衍文、倒句、冗句、讹字等，均一一指破，或删或正，皆条理疏畅，议论明晰。唯其对于条文作了过多的删削和修改，颇为后人所诟病。

《伤寒论注》的问世，为伤寒学派中"辨证论治"一派开辟了广阔的道路。柯琴"以方名证，以证名篇"的编次方法，可谓纲举目张，对辨证施治来说，确实更为切合实用。因而，《伤寒论注》颇为后世临床家所喜读。徐大椿编纂的《伤寒类方》，大体也采取了这种方法。

（二）《伤寒论翼》

《伤寒论翼》，共计两卷，成书于康熙十三年（1674）。此书是柯琴根据《伤寒论》六经辨证等相关问题进行专题论述的著作。柯琴在《伤寒论翼·自序》中感慨道："近日作者蜂起，尚论愈奇，去理愈远，条分愈新，古法愈乱。仲景六经反茅塞而莫辨，不深可悯耶！"故其又著《论翼》，更进一步阐发他的理论，纠正当时伤寒与杂病两分的错误认识。《伤寒论翼》

共载论文十四篇，分专题论述伤寒之大纲大法，纲领性地叙述六经分证，多角度阐明伤寒精义，是集中体现柯琴学术思想之论著，颇为后世学者推崇。该书是伤寒学派的杰出之作，诚可以"羽翼伤寒"，故柯琴以"翼"名之实不为过。

该书亦是其《伤寒论注》的补充之作，分上、下两卷。上卷七篇分别为全论大法、六经正义、合并启微、风寒辨惑、温暑指归、痉湿异同及平脉准绳；下卷七篇分列六经病解及制方大法，系统地论述了六经病的病机、脉证、治法和转归，并专篇讨论治疗大法。

书中提出的观点，充分反映了柯琴对张仲景学术思想的继承和发展，部分观点深为后世医家所认同，并广为流传。如其在自序中曰："仲景之六经，为百病立法，不专为伤寒一科。伤寒杂病，治无二理，咸归六经之节制。六经各有伤寒，非伤寒中独有六经也。"明确提出"六经为百病立法"的观点，主张治伤寒之法可应用于杂病，这一见解扩大了六经分证的临床应用，对后世医家有很大的启发。柯琴主张以六经分篇，对伤寒及杂病，据六经加以分类注释，使辨证论治之法易于遵循且更切实用，是继王好古之后采用六经分类归纳某些杂证，并有较为独特见解的医家，对后世影响甚大。

柯琴根据《内经》理论，阐述张仲景学说，如六经经界、治法等，是该书的又一特点。书中《制方大法》一篇，专从临床运用角度讨论张仲景立法组方之原则，颇合张仲景之本意。如其言"仲景制方，不拘病之命名，惟求症之切当""仲景立方，精而不杂，其中以六方为主，诸方从而加减""六经各有主治之方，而他经有互相通用之妙""仲景制方疗病，随立方禁于后，使人受其功，不蹈其弊也"等，对张仲景原论之内涵一一加以阐发，对临床指导价值甚大。

孙介夫在《伤寒论翼·序》中评价该书称："观其《论翼》一书，上下千载，驰骋百家，前无古，后无今，竭智谈心，穷晰至理，揆之岐伯、仲景之所传，锱铢不爽。余一十年来，所见种种医书，未有如是之明且快也，斯真传世之文哉！"

（三）《伤寒附翼》

《伤寒附翼》，共计两卷，亦于康熙十三年（1674）问世，是柯琴专为解读张仲景方而作。此书采用六经分类法，以经统方，分列《伤寒论》所载之方。每经先立总论，简述各经治法大要、主治兼治，再详论各方，分述其组方意义及运用原则。对《伤寒论》各方的立方本旨、方证要点、适应证、禁忌证、药效特点、加减变化、类方比较等，择其要旨加以阐释，部分方论后还附有作者的临床应用心得。

此书结构清晰，分上、下两卷，上卷专论太阳经所统诸方，涵盖桂枝汤、麻黄汤、葛根汤、大小青龙汤等发表之方，太阳腑证之五苓散，桂枝汤加减诸方，以及陷胸汤、泻心汤等太阳变证诸方，共计45首。下卷分别论述阳明、少阳、太阴、少阴、厥阴病之方，共计56首。该书但论六经之方治，在不同程度上结合病因、病机以及色脉、证候等方面，来阐述各方制方大意及其适应证，且对方药的临床应用，亦较原方主治证有所扩充。如以桂枝汤治虚疟、虚利等，无疑是其独到之处。后世选论张仲景方者，无不视柯琴为张仲景方论大家。罗美的《古今名医方论》中，也较多地收录了柯琴的方论。叶天士认为，《伤寒附翼》能"独开生面，可为酬世之宝也。予轩岐之学于伤寒者，时刻学之。今阅韵伯之注而疏，透彻详明，可谓精而不乱，予深得其味"（《伤寒附翼·叶序》）。

上述三书，合刊名曰《伤寒来苏集》，乾隆中期由昆山马中骅校刊行世。柯琴对《伤寒论》的研究，可谓成就卓著。其《伤寒来苏集》一书，注重理法，与临床联系紧密，故颇为后世医家所推崇，为学习和研究《伤寒论》的必读之作。当代医家李培生对柯琴著作进行了深入的研究，著有

《李培生医书四种》，其中对《伤寒论注》《伤寒论翼》及《伤寒附翼》的内容均进行了疏正，对柯琴学术思想加以发挥或辨正，以期使读者能联系实际，且学以致用。

二、仅存书目及存疑待考的医学著作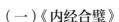

（一）《内经合璧》

除《伤寒来苏集》外，柯琴还著有《内经合璧》一书，成书于康熙丙午年（1666）秋。柯琴在《伤寒论注·自序》中说："丙午秋，校正《内经》始成，尚未出而问世，以《伤寒》为世所甚重，故将仲景书校正而注疏之。"据此可知，《内经合璧》一书成之于前，而《来苏集》编注于后。《内经合璧》一书是否制版付印，已无从考证。对其学术价值的评价，署名虞山友人的季楚重，在《伤寒论翼》题序中说："其《内经合璧》一书，既为岐伯开生面矣。"不难推断该书很可能是柯琴潜心研究《素问》《灵枢》，系统阐明其精义之作。

（二）《医方论》

四川省图书馆，现藏有抄本《医方论》三卷，题为柯琴著。因未刊行，故难以定其真伪。从罗美《古今名医方论》收载柯琴方论情况看，柯琴在整理《内经》和注疏《伤寒论》之外，很有可能著成此类专著。罗美的《古今名医方论》，除收载柯琴有关《伤寒论》方的方论之外，还有柯琴对补中益气汤、人参养荣汤、香砂六君子汤、六味地黄丸、玉屏风散等36首后世方所做的方论。这些方论的来源，很可能是罗美所参考的柯琴其他著作，究竟是否为《医方论》，有待考证。而且，现所藏抄本《医方论》，究竟是罗美《古今名医方论》所引柯琴方论之底本，抑或是后世医家摘录《古今名医方论》中柯琴方论而成，尚难以定论。

三、托名柯琴的医学著作

《玉机辨症》，原题为清代医家柯琴、改斋氏纂，全书八卷，共论述了38种内科和妇科杂病。此书自目录学著作著录以来，一直未曾刊行，更鲜有人加以研究。仅有的研究，也因取材问题，结论有误，致使各目录学著作中的著录内容不尽一致，甚至有矛盾之处。经考，此书乃明代医家徐彦纯、刘纯《玉机微义》的节略本，作者应是清末或民国时期深受柯琴和刘纯医学影响的一位中医临床家。作者欲仿柯琴研究《伤寒论》编著《伤寒来苏集》之法，将《玉机微义》中所引用的名医论集、诸家之说详细研读分析后，按照病证的临床辨证要点，重新分立条目，选择编次，故托名为柯琴之作。

经对《玉机辨症》与《玉机微义》进行仔细比勘，发现《玉机辨症》全书38种疾病的所有论述，包括证候、方药均是作者选取明代医家徐彦纯、刘纯《玉机微义》（50卷）中的内容。作者以辨证为目，将《玉机微义》中各家论说重新进行选择、汇集、编次，以明确滞下、疟、中风等38种疾病的临床辨证要点。《玉机辨症》作者，只是为重新汇集的各部分拟定了小标题，故《玉机辨症》应是《玉机微义》的节略本，而非柯琴之作。

柯琴

学术思想

一、学术渊源

柯琴毕生致力于《内经》《伤寒论》研究，正如《伤寒来苏集》序言所述，"矢志于岐黄之学""以毕志纂修，潜通《灵》《素》幽隐，上接仲景渊源"，成为注疏和整理《伤寒论》，继承和发扬张仲景学术的典范，对后世产生了深远的影响。

柯琴的《伤寒来苏集》问世以前，研究注疏《伤寒论》者众多。从《伤寒来苏集》自序及凡例中不难看出，对柯琴影响较大的医家，有林亿、成无己、方有执、喻嘉言、李东垣等。柯琴先校正《伤寒论》，名曰《伤寒论注》；又阐发《伤寒论》精义及方论，名曰《伤寒论翼》和《伤寒附翼》。其著作体例和结构，与成无己的《注解伤寒论》和《伤寒明理论》较为相似，不排除柯琴受成无己的影响，并效仿成无己的研究思路和著述体例。

柯琴在《伤寒论翼·自序》中说："世之补《伤寒》者百余家，究其所作，不出二义：一则因论本文为之注疏，犹《公》《谷》说《春秋》也；一则引仲景之文而为立论，犹韩婴说《诗》而为《外传》也。然引征者固不得断章取义之理，而注疏者反多以辞害义之文。"从柯琴对既往研究和注疏《伤寒论》者的分析和评价，就能发现其对王叔和、许叔微、林亿、成无己、方有执、程郊倩、喻嘉言等诸家的看法，都是持之有故，言之成理，中肯公允，以理服人。

二、学术特色

（一）注疏《伤寒论》的学术特点

作为《伤寒论》注家之一，柯琴在《伤寒论》注疏方面可谓厥功至伟。主要体现在：其敢于大胆革新，意欲恢复张仲景书原貌，对《伤寒论》原文的注释独出心裁，跳出前人窠臼，提出不少新的见解，并且立论有据而非凭空杜撰。概括起来，柯琴注疏《伤寒论》有以下特点。

1. 不落前人窠臼，欲复《伤寒论》原貌

在古书注疏方面，柯琴强调要本于原文，胸无成见，逐条逐句精研，力求使作者之隐旨现于语言文字间。其在《伤寒论注·自序》中开篇即指出："胸中有万卷书，笔底无半点尘者，始可著书；胸中无半点尘，目中无半点尘者，才许作古书注疏。夫著书固难，而注疏更难。"又说："如注疏者着眼，则古人之隐旨明，尘句新；注疏者失眼，非依样葫芦，则另寻枝叶，鱼目混珠，碔砆胜玉矣。"足可见其在古书注疏方面，治学态度严谨，绝非时俗的随文衍意。从其自序所述"丙午秋，校正《内经》始成，尚未出而问世，以《伤寒》为世所甚重，故将仲景书校正而注疏之……名《论注》"，可见柯琴一生除治伤寒学外，还有对《内经》原文的校注之作，即《内经合璧》，惜其未能流传下来。不过，柯琴注疏古书的造诣之深，已流露在《伤寒来苏集》的字里行间。

柯琴注疏《伤寒论》的初衷，是鉴于自晋以来，大多数学者未见张仲景原著，而传世的《伤寒论》版本、体例和章节次序等皆较为混乱，各家注本自成体系，无法识别真伪。而且，张仲景之论自晋传至清代，经过多次辗转传抄和重新翻刻，难免有后人随文杜撰的附会之词，不仅可能有失张仲景原意，而且对诸多原文的理解也存在争议，学者各执己见，令后世

莫衷一是。

《伤寒杂病论》自东汉末年问世不久，就因战乱纷争而散佚于世；后经西晋太医令王叔和的整理编次，原书的部分篇章才得以保存下来，即后世流传的《伤寒论》十卷二十二篇。对于王叔和整理编次的《伤寒论》，后世医家褒贬不一，多数人遵从王叔和之论，认为他是张仲景学术得以传承的大功臣。亦有部分医家，在研究《伤寒论》过程中，对王叔和加以指责，认为其有悖张仲景原意，肆意篡改原文。柯琴认为因王叔和编次不当，引发世人对张仲景学术的怀疑，称其"名不副实，是非混淆，古人精义弗彰，是以读之者鲜。而旁门歧路，莫知适从，岂非叔和编次之谬以祸之欤？"（《伤寒论翼·自序》）

柯琴对方有执、喻嘉言等医家的学术观点及其著作，更是不遗余力地加以抨击。指出"《伤寒论》一书，自叔和编次后，仲景原篇不可复见，虽章次混淆，犹得寻仲景面目。方、喻辈各为更定，《条辨》既中邪魔，《尚论》浸循陋习矣，大背仲景之旨"（《伤寒来苏集·凡例》）。柯琴认为，方有执的《伤寒论条辨》，使"仲景之规矩准绳更加败坏，名为翻叔和之编，实以灭仲景之活法也"（《伤寒论翼·自序》）。还指出成无己"注仲景之书，而仲景之旨多不合。作《明理论》，而伤寒之理反不明"（《伤寒论翼·自序》）。对方、喻二家倡导的"三纲鼎立"之说，柯琴亦持反对意见。其从临床实践出发，指出三纲法分类不合理，提出如下看法："以麻黄汤主寒伤营，治营病而卫不病；桂枝汤主风伤卫，治卫病而营不病；大青龙主风寒两伤营卫，治营卫俱病，三方割据瓜分。太阳之主寒多风少、风多寒少。种种蛇足，羽翼青龙，曲成三纲鼎立之说，巧言簧簧，洋洋盈耳，此郑声所为乱雅乐也"（《伤寒来苏集·自序》）。由此可见，柯琴与其他注家将"三纲鼎立"奉为经典的学术见解截然不同。

对林亿等宋臣校正的《伤寒论》，以及成无己《注解伤寒论》中编列的

"三百九十七法""一百一十三方"，柯琴亦极力反对。其在《伤寒论注·自序》中说："三百九十七法之言，既不见于仲景之序文，又不见于叔和之序例，林氏倡于前，成无己氏和于后，其不足取信，王安道已辨之矣。而继起者，拘琐琐于数目，即丝毫不差，亦何补于古人，何功于后学哉！"柯琴的批判，言之有据。其在《伤寒论注·卷二·大青龙汤证》条下，列举小青龙汤、小柴胡汤证为例，指出小青龙汤有或然五证，其加减法内即备五方；小柴胡汤有或然七证，即具加减七方，此为仲景法中之法、方中之方，怎可以拘于三百九十七法、一百一十三方的数字呢？以强有力的证据，反驳了三百九十七法、一百一十三方的局限性，强调不可拘于此数字而局限了《伤寒论》的临床指导价值。

以上所述，反映出柯琴生活的明末清初之际，《伤寒论》研究中学术争鸣的事实，而各家之说往往自成体系，使张仲景之六经辨证反茅塞而莫辨。对此，柯琴深感遗憾，意欲重编《伤寒论》，以恢复张仲景学术之原貌。其立言"虽非仲景编次，或不失仲景心法耳"（《伤寒来苏集·凡例》）。柯琴认为，《伤寒论》注家的重要工作，即是通过解读原文，阐明作者本意，恢复张仲景学术之原貌。这一过程，需要"凝神定志，慧眼静观，逐条细勘，逐句研审"（《伤寒论注·自序》）；对于文中脱落、倒句、讹字、衍文等，均须一一指明。而且，对于原文的笔法纵横、详略不同、互文见意、比类相形之处，都要一一提醒读者，使作者本意充分展现出来，方可"羽翼仲景，注疏《伤寒》"。

2. 敢于变革旧论，重新编次《伤寒论》

柯琴不受前人思想束缚，勇于提出自己的见解，敢于批判诸家注本，同时也反映出其博览群书、学识广博。在广泛汲取诸家理论的基础上，柯琴在《伤寒论》研究上有所突破，从旧本纷繁复杂的条文中，梳理出一条层次分明的六经方证系统。在《伤寒论注·凡例》中，柯琴将重新编次

《伤寒论》的体例、章节次序、理论依据等一一展现给读者。现将其编次《伤寒论》的特点介绍如下。

（1）以方名证，以证名篇

据《伤寒论注·凡例》记载，柯琴立志重编《伤寒论》。其根据《伤寒论》中有太阳证、桂枝证、柴胡证等语，认为张仲景原论是以辨证为核心，于是采取以六经为纲、以方证为目、以方名证、以证名篇的体例，将六经所统诸方证分隶于各经，将原文各以类从，每条皆附以注释，集成一帙，名曰《伤寒论注》。

柯琴在编次之前，充分考虑到张仲景原论条文及章节的前后联系，全面照顾全书内容，以期使全书内容达到系统化和条理化。其在《伤寒论注·凡例》中说："是编以证为主，故汇集六经诸论，各以类从。其证是某经所重者，分列某经，如桂枝、麻黄等证列太阳；栀子、承气等证列阳明之类。其有变证化方，如从桂枝证更变加减者，即附桂枝证后，从麻黄证更变加减者，附麻黄证后。"此即柯琴所云："证因类聚，方随附之。"（《伤寒论注·自序》）对方证的归属，遵循张仲景原论六经各篇对应之法。且从方证研究角度，其归类较《伤寒论》原书方证散在于各篇有所不同。其对方证的介绍更为直观，对每一方证理法方药均集中阐释，方便后学者全面把握方证的证治规律。在每一经方证内容之前皆设有专篇，概要介绍该经脉证特点和治疗宜忌，即柯琴所说的总纲。如《伤寒论注·凡例》："起手先立总纲一篇，令人开卷便知伤寒家脉证得失之大局矣。每经各立总纲一篇，读此便知本经之脉证大略矣。每篇各标一证为题，看题便知此方之脉证治法矣。"

方证是构成《伤寒论注》的基本框架，而方证又隶属于六经，由此，其重编《伤寒论》的结构、层次直观明了。观其《伤寒论注》，卷一、卷二为太阳相关方证内容，涵盖桂枝汤证、麻黄汤证、葛根汤证、大青龙汤证、五苓散证、十枣汤证、陷胸汤证、泻心汤证、抵当汤证、火逆诸证、痉湿暑证等篇；卷三为阳明和少阳方证，涉及栀子豉汤证、瓜蒂散证、白虎汤证、茵陈蒿汤证、承气汤证、柴胡汤证、建中汤证、黄连汤证、黄芩汤证；卷四为三阴病相关方证，涵盖三物白散证、麻黄附子汤证、附子汤证、真武汤证、桃花汤证、四逆汤证、吴茱萸汤证、白通汤证、黄连阿胶汤证、猪苓汤证、猪肤汤证、四逆散证、乌梅丸证、白头翁汤证、热厥利证、复脉汤证、阴阳易证、诸寒热证等篇。

这种以六经为纲、以方证为目、以方名证、以证名篇的分类方法，使全书脉络分明，前后联系紧密。每个方证篇中，更将相关加减变化之方置于其下，明其增减变化之理，并将相关原文以类相从，详加阐释，进而形成了条理分明的六经方证系统。这样的编次，可谓纲举目张，条理井然，《伤寒论》面目，亦从此一新。经过这样一番改编后，柯琴实事求是地认为"虽非仲景编次，或不失仲景心法耳"。可见柯琴与持错简论者态度不同，他本于客观实际，不把主观意识强加给古人。

（2）序例脉法，前后诸篇，择要取之

自西晋太医令王叔和整理编次，《伤寒论》十卷二十二篇得以传世。皇甫谧《针灸甲乙经》序云："伊尹以元圣之才，撰用《神农本草》以为《汤液》。汉张仲景论广《汤液》为数十卷，用之多验。近世太医令王叔和，撰次仲景遗论甚精，皆可施用。"皇甫谧与王叔和同为西晋时人，悉知王叔和的学识和品格，遂对王叔和传承张仲景之论所做贡献给予了高度的赞誉。至宋代校正医书局校订张仲景《伤寒论》，亦宗王叔和编次的十卷二十二篇。其序中说："自仲景于今八百余年，惟王叔和能学之。其间如葛洪、陶景、胡洽、徐之才、孙思邈辈，非不才也，但各自名家，而不能修明之。"亦对王叔和继承并发扬张仲景之论，给予了充分的肯定，指出从西晋至宋代的八百余年间，对张仲景之论研究至深，无人能逾王叔和之上。尽管如此，随着历代对《伤寒论》研究的深入，医家们对王叔和编次《伤寒论》的体例和内容亦提出种种质疑，对王叔和的功过是非多有议论。柯琴亦不例外，其在《伤寒论注·自序》中指出："《伤寒论》一书，经叔和编次，已非仲景之书。仲景之文遗失者多，叔和之文附会者亦多矣。"其在《伤寒论翼·自序》中亦云："世锢于邪说，反以仲景书难读，而不知仲景书皆叔和改头换面，非本来面目也。"柯琴对王叔和编次整理的《伤寒论》，指出诸多不妥之处，在其《伤寒论注》中均加以更定。

柯琴在《伤寒论翼·自序》中指出，王叔和"冠脉法、序例于前集，可汗、不可汗等于后，引痉湿暍于太阳之首，霍乱、劳复等于厥阴之外，杂鄙见于六经之中，是一部王叔和之书矣"。以此对王叔和所编次的体例，不遗余力地加以抨斥。柯琴认为，王叔和序例，即《伤寒例》，与张仲景本论不合，系王叔和"妄引《内经》热病论作序例，以冠仲景之书，而混其六经之证治，六经之理因不明，而仲景平脉辨证能尽愈诸病之权衡废矣"（《伤寒论翼·六经正义》）。柯琴指出"序例所引《内经》，既背仲景之旨，亦舛岐伯之意也"（《伤寒论翼·六经正义》），遂在其《伤寒论注》中未保留《伤寒例》内容。观《素问·热论》内容，从性质上说，是广义伤寒中热淫之一种，诚如柯琴所言，"《内经》热病，即温病之互名……观温病名篇，亦称《评热病论》，其义可知矣"（《伤寒论翼·六经正义》）；从部位上说，是偏重在经脉。而张仲景之六经病，则具有综合性意义，所关不只经络一端。但不可否认的是，张仲景之六经，系从《素问·热论》发展而来，在主病证候上，确有经络相关的根据，如太阳病的头项强痛、少阳病的胸胁苦满等。所以，序例引用《素问·热论》之文，以明撰用之旨，虽词句支离，未可全非，柯琴一概摒弃，实属偏激。

对于《辨脉法》《平脉法》两篇，或为张仲景原论内容，或为王叔和所纂，历来为世人所质疑。柯琴以为"名平名辨，皆叔和搜采之说，仲景所云各承家技者是也"(《伤寒论翼·全论大法》)。考此二篇内容，以脉合证，确可补六经之不及，间或有晦涩难解之处，然必以理衡量其代价，不必以张仲景之是、王叔和之非，而聚讼纷纭。柯琴在《伤寒论注·凡例》中指出："所集脉法，其中有关于伤寒者，合于某证，即采附其间，片长可取，即得攀龙附骥耳。"观其《伤寒论注·伤寒总论》篇，内容是柯琴所论伤寒诊病大略。此篇除收载宋本第 4、5、6、7、8、10、269、270 条原文外，其余六条皆为《辨脉法》的内容，不难看出柯琴对脉法相关原文持肯定态度，脉法即在六经病中，而不能跳出六经圈外。其将脉法诸条集于《伤寒总论》，则既论病发于阳与发于阴，又论脉有名阳、名阴；论治有阳得阴而解、阴得阳而解，以及疾病之传与不传、生死愈期等。将以上内容列于全篇之首，伤寒辨病、审证、诊脉、论治之大略，则一目了然。如此编次，正如柯琴所愿"即得攀龙附骥耳"。

宋本《伤寒论·辨太阳病脉证并治》之前，有《辨痉湿暍脉证》篇。柯琴认为将其置于太阳篇之前，殊为不妥。因痉、湿、暍三证，均由外感引发，而伤寒又为外感热病总名，故痉湿暍三证见于《伤寒论》，是从类证鉴别角度考虑。三证恶寒、发热、身疼等，与伤寒相类似，而三者又各有其典型证候，治法亦不同。柯琴在其《伤寒论注》中，将该内容编次于太阳篇末，更名为《痉湿暑证》，暑即"暍"，《说文解字》曰："暍，伤暑也"，二者之意可以互通。柯琴意使读者悉知太阳脉证特点后，再与痉、湿、暍三证鉴别，以丰富太阳病的鉴别诊断。

对于《伤寒论》原本厥阴篇之后的《辨霍乱病脉证并治》及《辨阴阳易差后劳复病脉证并治》两篇，除《阴阳易证》在《伤寒论注》中设立专篇讨论外，其余方证和原文，均散在于《伤寒论注》各篇之中。如原本霍乱篇 383、386 条原文，柯琴将其编次于少阴篇理中丸证下；四逆汤 388、389 条、四逆加人参汤 385 条、通脉四逆加猪胆汁汤 390 条，编次于少阴篇四逆汤证下；桂枝汤387条编次于太阳篇桂枝汤证下。此种编次，于方证内容较为集中，可使读者全面把握该方证的证治内容。但《伤寒论》原著在六经辨证内容后，设立专篇讨论霍乱、差后劳复，自有与外感病相鉴别的必要。所以，对于王叔和编次的《伤寒论》不可一概抹杀，当今学术界所推崇的宋本《伤寒论》，仍宗王叔和编次的十卷二十二篇，学者不可不知。

对于《伤寒论》原论可汗、不可汗等篇内容，柯琴认为"鄙俚固不足取，而六经篇中，多有叔和附入，合于仲景者取之"（《伤寒论注·凡例》）。因此，在其《伤寒论注》中，未设专篇讨论上述内容。观此六篇内容，诸多条文与六经病篇有所重复，究竟是张仲景原论本来面目，抑或是王叔和附入之文，自无再争辩之必要。只要有益于辨证论治，皆为适当。柯琴之言，终嫌苛刻，不免遭人非议。

（3）辨脉证阴阳，置于全论之首

《素问·阴阳应象大论》有云："善诊者，察色按脉，先别阴阳。"疾病的形成，离不开邪正、阴阳的辩证关系，所以诊治疾病自当从辨脉证阴阳入手。柯琴认为，病有阴阳，脉合阴阳，脉与证未尝分开，因病而辨脉，辨脉即在辨证之中，从张仲景自序"平脉辨证为《伤寒杂病论》"之言，自可领会张仲景脉证合参之意。为突出阴阳辨证的纲领性意义，柯琴主张将辨脉证阴阳的原文置于全论之首。

柯琴在《伤寒论翼·全论大法》中阐明："发热恶寒发于阳，无热恶寒发于阴，是病之阴阳也，当列全论之首。"考《金匮玉函经》即将此条载于全书之首，柯琴《伤寒论注》亦于全篇之首列此条原文，周扬俊、钱潢等注家皆宗此意，将此条置于其书之首。"发于阳"与"发于阴"，是从疾病常见证候中，以发热恶寒与无热恶寒，而辨病之阴阳，可谓提纲挈领，执简驭繁。阴阳为伤寒及杂病辨证之纲领、论治之准则，若能明其大旨，则对于病邪之微甚、正气之虚实、病位之表里上下、证候之寒热，无不了如指掌。而且对于六经分证、合病并病等复杂情况，亦不致漫无所归。"发于阳""发于阴"与《内经》"治病必求于本"正相合拍，亦与张仲景"撰用"之旨相符，故柯琴主张将此条列于篇首，自有见地。但柯琴将太阳病"尚未发热"、阳明病初起"不发热而恶寒"、少阳病"但恶寒而脉弦细"，皆看作病发于阴，将"三阴之反发热"看作是病发于阳，不仅义太狭隘，且与该条列于大论篇首之旨不合。发于阳、发于阴之义，有释为阳病、阴病者，如黄铉《活人大全》；有以三阳三阴之病为解者，如程郊倩《伤寒论后条辨》；更有重在太阳表病，而以风伤卫为阳、寒伤营为阴者，如喻嘉言之《尚论篇》。从此条原文纲领性地位而看，阴阳之义，当以三阳三阴较为适宜。发于阳者，即邪入三阳经而发病，所谓"阳胜则身热也"，太阳表病自在其中；发于阴者，邪入三阴经而发病，所谓"阴胜则身寒也"，亦包括少阴里病。《外台秘要》所云"发于阳者，可攻其外；发于阴者，宜温其内。发表以桂枝，温里以四逆"，即是在辨病之阴阳基础上，提出了治疗原则及方药。此所言阴阳，又分别指病发于太阳及病发于少阴。

　　证既有阴阳，脉亦有阴阳。《伤寒论·辨脉法》首条云："问曰：脉有阴阳，何谓也？答曰：凡脉大、浮、数、动、滑，此名阳也；脉沉、涩、弱、弦、微，此名阴也。"柯琴认为此条当为前条之继，脉证合参，辨证自有目标，遂将此条亦置于《伤寒论注·伤寒总论》篇。从阴阳两端探求脉理，简明扼要，较之后世论脉，千头万绪，自能得其大体，故柯琴强调此条的纲领性作用。《伤寒论注·伤寒总论》云："脉有十种，阴阳两分，即具五法，浮沉是脉体，大弱是脉势，滑涩是脉气，动弦是脉形，迟数是脉息，总是病脉而非平脉也。"抓住脉之阴阳，又以脉合证，以证参脉，别其体用，明其常变，是论脉的最高境界。柯琴还在《伤寒总论》中，就诊脉法介绍了他的"对看、正看、反看、平看、互看和彻底看"等脉法经验。如何理解张仲景"脉有阴阳"的含义，柯琴认为，脉浮大滑动数，为有余之阳脉，阳胜则阴病；脉沉弱涩弦迟，为不足之阴脉，阴胜则阳病。这一规律，是柯琴从《素问·天元纪大论》"有余而往，不足随之；不足而往，有余从之；知迎知随，气可与期"的经旨中悟出的。通过脉象观察，可以辨明脏腑的虚实，阴阳的消长，以候疾病的吉凶，才能在诊断和治疗上指挥若定。但证候既千变万化，脉象亦错综复杂，同中有异，异中有同，既要掌握脉象的一般规律，又要注意脉象的特殊变化，所以虽有张仲景辨脉阴阳的宏观大旨，前人的二十八脉之说也不能一概抹杀。

（4）错讹阙文，敢于纠正

《伤寒论》自问世以来，流传年代久远，传至清代，几经传抄和翻刻，加之后人随文杜撰的词句，原著中错简讹文、倒句冗句等，实属难免。而历代注家，又往往视经文为金科玉律，即便有疑误之处亦不敢妄动只字，最终因循守旧，以讹传讹，导致后学惑于其中。柯琴校正《伤寒论》，进行了大量的考证，做到了逐条细勘，逐句研审；对条文的解释，完全从实际出发，以符合证治规律为宗旨。其在《伤寒论注·凡例》中说明："条中有衍文者删之，有讹字者改之，有阙字者补之。然必详本条与上下条有据，确乎当增删改正者，直书之。"对于有所疑误而证据不足之处，柯琴亦采取谨慎态度，言"如无所据，不敢妄动，发明注中，以俟高明之定夺"（《凡例》）。由此可见，其注疏《伤寒论》的学术态度，是何等严肃认真。诚如其所言："著书固难，而注疏更难。"（《伤寒论注·自序》）

对于原著中影响原文文义的错讹之处，柯琴在其《伤寒论注》中直接将原文加以改正。如麻杏甘石汤证的两条原文，旧本在"大热者"前均有"无"字，柯琴认为系衍文，不利于对原文内容的理解，因而将其径直删去。又如，白虎汤证176条，旧本作"伤寒脉浮滑，此以表有热，里有寒，白虎汤主之"。柯琴认为"里有寒"的"寒"字有误，此处虽表里并言，而重在里热。因此，将"寒"改作"邪"，理解为表里俱热。对此，李培生认为"柯氏改为里有邪，似较原意为长，然不如径指为里有热，易为人们所共喻"（《伤寒论注疏正·卷三·白虎汤证》），指出若径改为"里有热"，似更胜一筹。可见，一字之误，义理不同，此种改正，实属必要。

对于《伤寒论》原文疑有阙文错句之处，柯琴经过反复推敲，或补入或调整原文以使义理清晰。如抵当汤证124条，宋本作："太阳病六七日，表证仍在，脉微而沉，反不结胸，其人发狂者，以热在下焦，少腹当硬满，小便自利者，下血乃愈。所以然者，以太阳随经，瘀热在里故也，抵当汤主之。"柯琴认为此条"表证仍在"之后，当有"而反下之"四字，该证系因误下，导致热邪随经入腑，结于膀胱。"反不结胸"，是下后的鉴别诊断，指出热邪未与中焦的有形痰水相结，而结于下焦血分。因此，在其《伤寒论注》抵当汤证条下，将"而反下之"补入原文之中。再如，四逆散证，宋本作："少阴病，四逆，其人或咳，或悸，或小便不利，或腹中痛，或泄利下重者，四逆散主之。"柯琴认为"四逆"之下，应移入"泄利下重"四字，其根据是本条症状虽多，皆为假设的或然之证，而无主证，从而怀疑"四逆"之后有阙文，故作此调整。他认为，"今以'泄利下重'四字，移至'四逆'下，则本方乃有纲目"。（《伤寒论注·卷四·四逆散证》）柯琴的补入，确实对理解原文之意有所裨益。但一增补即可能有失古书真貌，有碍读者思路。故而对此种增补，历代注家皆持审慎态度，稍有不慎，即成蛇足。

（5）倒句冗句，或正或删

《伤寒论》为辨证论治巨著，其文以言简义深、寓意奥妙见称。但古文笔法中，常有倒句存在，若不明其理，则不能由文达意，领会其中的辨证论治精神。对此种倒句，柯琴在《伤寒论注》中，皆将其更正，以令文义畅达。如麻黄汤证46条，宋本原文为"太阳病，脉浮紧，无汗，发热，身疼痛，八九日不解，表证仍在，此当发其汗。服药已微除，其人发烦目暝，剧者必衄，衄乃解。所以然者，阳气重故也。麻黄汤主之"。宋本55条"伤寒，脉浮紧，不发汗，因致衄者，麻黄汤主之"。此二条"麻黄汤主之"皆在句末，属古文倒装法，柯琴根据《伤寒论》中"衄家不可发汗"之戒，提出此为张仲景倒句法，不能随文衍义，以为衄血后再用麻黄汤发汗以散余邪，当知夺血者无汗，若用麻黄汤再汗，液脱则毙矣。柯琴认为此种倒句当"亟为校正，恐误人者多耳"(《伤寒论注·卷二·麻黄汤证上》)，遂在此二条原文中径直将"麻黄汤主之"分别置于"此当发其汗"和"脉浮紧"之后。其余，如桂枝汤证、小青龙汤证等，亦有倒装文法，柯琴或在该条注中明示，或直接在其原文中更正。观中医古籍多有此类文法，为了忠于原书的本来面貌，并可加深对后学的启迪作用，诸多注家认为此种倒句可不做改动，但可加以阐释，明其为倒装文法，避免产生歧义即可。

对于原著中疑属繁文冗句的原文，或部分证治疏略之处，柯琴在其论中皆予以删节，意图使原文更为直捷达意。如桂枝汤证45条，宋本原文作"太阳病，先发汗不解，而复下之，脉浮者不愈。浮为在外，而反下之，故令不愈。今脉浮，故在外，当须解外则愈，宜桂枝汤"。对于文中的"而反下之，故令不愈。今脉浮，故在外"，柯琴认为此属繁文之例，不宜乱于文中，使文句冗长拖沓，故而在其《伤寒论注》中，将该条删节为"太阳病，先发汗不解，而复下之，脉浮者不愈。浮为在外，当须解外则愈，宜桂枝汤"。又如桃花汤证，宋本共载两条原文：306条："少阴病，下利便脓血者，桃花汤主之。"307条："少阴病，二三日至四五日，腹痛，小便不利，下利不止，便脓血者，桃花汤主之。"白通汤证，旧本亦载两条原文：314条："少阴病，下利，白通汤主之。"315条："少阴病，下利脉微者，与白通汤。利不止，厥逆无脉，干呕烦者，白通加猪胆汁汤主之。服汤脉暴出者死，微续者生。"对于"少阴病，下利便脓血者，桃花汤主之"和"少阴病，下利，白通汤主之"，柯琴认为皆过于疏略，不及307条"腹痛，小便不利，下利不止，便脓血者，桃花汤主之"，及315条"下利脉微者，与白通汤"文义较详，故而在其论中皆删去前条而保存后者，这样就减少繁复，而无叠床架屋之弊。

除此之外，对于原著部分"脉证各别，不相统摄"的原文，柯琴在其论中也做了整合，以便读者全面把握该证治内容。如《伤寒论注·痉湿暑证》："太阳病，发汗太多，因致痉。脉沉而细，身热足寒，头项强急，恶寒，时头热面赤，目脉赤，独头面摇，卒口噤，背反张者，痉病也。"即是柯琴对宋本《辨痉湿暍脉证》中第4、5、6条原文的整合。柯琴认为"三条合一，论理甚明"（《伤寒论注·凡例》），对痉病的病因病机、典型证候及与伤寒的鉴别要点等，汇集于一条，确实易于全面掌握痉病的脉证特点。又如桂枝加厚朴杏子汤，宋本载原文两条，分别为"喘家作，桂枝汤加厚朴杏子佳"（18条）；"太阳病，下之，微喘者，表未解故也，桂枝加厚朴杏子汤主之"（43条）。前者因风寒外感而引动宿喘，后者因表病误下而引起喘逆。二者致病因素不同，主症皆为喘逆，病机均为表不解而肺气上逆。柯琴在《伤寒论注》中，将两条原文合并于一处，对理解同一病证、同一方剂，而治疗有"主之"和"佳"的不同，实源于病之新久剧易，则更为直观。且可启发后人，对于喘证的辨治，须审证之寒热虚实，别病之新旧，并结合主证而治疗。

（6）方剂正名，据实考订

柯琴重编《伤寒论》采取以方名证、以证名篇的编次体例，方证是其《伤寒来苏集》的核心内容，所以其论中重视对每一方剂的注释和校正，对于方剂正名及存否等问题，柯琴亦据实进行校订。

如桂枝麻黄各半汤，《伤寒论》原本作"各半"，柯琴在其《伤寒论注》及《伤寒附翼》中，皆改为"合半"。观宋本原作桂枝麻黄各半汤，惟方后林亿等注云:"详此方,乃三分之一,非各半也,宜云合半汤。"柯琴受其启发,依宋本将方名校正为"合半",并在《伤寒论注》《伤寒附翼》桂枝麻黄各半汤证下,将方中药物组成和剂量删去,仅保留"桂枝汤三合,麻黄汤三合"。柯琴认为,当太阳病八九日,病已日久,正气已虚,邪犹未解,不可不汗,又不可多汗,故可施小汗法,可予桂枝汤、麻黄汤各三合,并为六合,顿服而急汗之。并注云:"原法两汤各煎而合服,犹水陆之师,各有节制,两军相为表里,异道夹攻之义也。"(《伤寒附翼·桂枝麻黄合半汤》)"后人算其分两,合作一方,大失仲景制方之意"(《伤寒论注·麻黄汤证下》)。柯琴解释的二方各煎合服之义,自可对理解原文有所裨益,但对于当今临床简便廉验之要求,似显烦琐。如此煎法,理论上虽有根据,而实践难于行通。所以,对于经方的使用,亦当考虑时代性,须不断改进煎服方法,以便于患者煎煮服用为善。

桂枝二越婢一汤证,宋本原文为"太阳病,发热恶寒,热多寒少,脉微弱者,此无阳也,不可发汗,宜桂枝二越婢一"。柯琴对此方也进行了一番考证。他在《伤寒论注》中,列出桂枝二越婢一汤原文,并注释说:"本论无越婢证,亦无越婢汤方;《金匮要略》有越婢汤方,世本取合者即是也。仲景言不可发汗,则不用麻黄可知;言无阳,则不用石膏可知。若非方有不同,必抄录者误耳。宁缺其方,勿留之以滋惑也。"又云:"古方多有名同而药不同者,安可循名而不审其实也?"(《伤寒附翼·桂枝二越婢一汤》)由此可知,柯琴根据张仲景所言"不可发汗,则不用麻黄;无阳,则不用石膏"推断,该方或是药物组成与越婢汤不同,即无麻黄、石膏二味,或是因传抄之误而作"越婢"。因此,在其论中,未列出该方的药物组成,以避免方证不合之惑。同时告诫世人:"凡读古人书,须传信阙疑,不可文饰,况为性命所关者乎……读书无目,至于病人无命,愚故表而出之。"(《伤寒论注·桂枝汤证上》)柯琴之论,可见其对古书注疏态度严谨,本着实事求是的原则，但他对该方的认识似有偏差。《伤寒论》中太阳篇设有小汗三方，即桂枝麻黄各半汤、桂枝二麻黄一汤及桂枝二越婢一汤，三方皆是从"其在皮者，汗而发之"立法。桂枝二越婢一汤，为解表清里之方，方意与大青龙汤相类，只是所主证候较轻；以方测证，当有发热恶寒，热多寒少，一日数度发的太阳轻证特点，还当有汗闭、烦渴等里热见证，故治以轻解肌表兼清内热之法。所以本方用于表寒夹有里热之轻证，临床验之有效，不可认为此方有误，而将其抹杀。本方产生歧义的原因，恐为原文叙证过简，有脱落之省文，如"烦渴"等里热见证。而且"宜桂枝二越婢一汤"，应在"热多寒少"之后，为倒装文法；"脉微弱者，此无阳也，不可发汗"为该方禁例，系言此小发汗轻剂，亦不可用于脉证俱虚之证，如此种种，不可不知。

三物白散，宋本载于141条后半段，原文为"寒实结胸，无热证者，与三物小陷胸汤，白散亦可服"。柯琴在《伤寒论注》和《伤寒附翼》中，将该方编次于太阴脉证下，并将原文校正为"寒实结胸，无热证者，与三白小陷胸汤，为散亦可服"。柯琴认为，"三白"即桔梗、巴豆、贝母，三物皆白，有别于黄连、半夏、瓜蒌组成的小陷胸汤。并指出："旧本误作三物，以黄连、瓜蒌投之，阴盛则亡矣。又误作白散，是二方矣。黄连、巴豆，寒热天渊，云亦可服，岂不误人。"一字之差，即可产生如此歧义，遂将"三物"改作"三白"，"三白小陷胸汤"系言此"三白"可陷下胸中之结，而非指黄连、半夏、瓜蒌的小陷胸汤。如其云："盖既称寒实，小陷胸是大寒之药，乃下井投石耳。"（《伤寒论注·三白散证》）柯琴的"与三白小陷胸汤，为散亦可服"，意指三白既可为汤剂，又可作散剂服。观寒实结胸之证，当以三味药散剂服之为善。而且，巴豆入汤剂，终嫌不妥。宋本原注"与三物小白散"，文字较为简明切当。对此，李培生认为，"三物白散，亦作三物小白散，当因药量较小之谓。其'陷胸汤'与'亦可服'，当是衍文，因《玉函经》及《千金翼方》皆无此六字，可为佐证（《伤寒附翼笺正·三物白散》）"。此观点多为现代医家所认同。

宋本62条桂枝新加汤，原文为"发汗后，身疼痛，脉沉迟者，桂枝加芍药生姜各一两人参三两新加汤主之"。该方为桂枝汤加芍药、生姜各一两，人参三两。柯琴在《伤寒附翼》中，将方名改为桂枝去芍药生姜新加人参汤，即桂枝汤去掉芍药、生姜，加人参三两。此种更正，与该证候不合，当提出以免受柯说之误。柯琴认为："发汗后，又见身疼痛，是表虚，不得更兼辛散，故去生姜。脉沉为在里，迟为脏寒，自当远斥阴寒，故去芍药……名曰新加者，见表未解者，前此无补中法，今因脉沉迟，故尔始加。"（《伤寒附翼·桂枝去芍药生姜新加人参汤》）本病由发汗后，出现身疼痛的主症，其脉沉迟，沉为在里，迟属寒象，实为发汗导致营气不足，经脉痹阻。本病起于发汗之后，其"身疼痛，脉沉迟"，已属里证，但病位仍与太阳之表有关。其"脉沉迟"与宋本50条"假令尺中迟者，不可发汗，何以知然？以荣气不足，血少故也"的病机相同。治以桂枝新加汤，取桂枝汤调和营卫，重用芍药、生姜，并加入人参，更具有通阳益气、和营止痛之功，临证使用，疗效极佳，古今多有记载。所以，柯琴所云"坊本作加芍药、生姜者误"欠妥，此方不可妄改，以免惑人耳目。

3. 善用《内经》理论，疏正《伤寒论》

《伤寒论》是一部集理法方药之大成的医学巨著，其中一方一法、一字一句，无不贯穿着六经病证的病机、诊断、治疗等理论。《黄帝内经》作为中医理论的奠基之作，向来为历代医家所重视。在众多《伤寒论》注家中，大多以《内经》理论注释《伤寒论》，柯琴的《伤寒来苏集》亦如此。柯琴根据张仲景原序有"撰用《素问》《九卷》"的记载，认为"仲景治法，悉本《内经》""先圣后圣，其揆一也"。而且，柯琴曾著有《内经合璧》一书，但未刊行即亡佚不传，目前此书内容已无从得知。但从《伤寒来苏集》

和《古今名医方论》两书中，不难看出其对《内经》理论的研读也是比较深入的。

柯琴在《伤寒论翼·自序》中写道："《灵》《素》已具诸病之体，而明针法之巧妙，至仲景复备诸病之用，而详方药之准绳。"其注疏立论的基础，始终不离《内经》法度。在《伤寒来苏集》中，较多运用《素问》《灵枢》的脏象、病机、脉诊、运气等理论，以阐释《伤寒论》；凡原文之简略部分，多能探幽发微，说理透彻详明，颇能契合张仲景原论宗旨，亦能印证《灵枢》《素问》经义，成为柯琴注疏《伤寒论》的一大特色。现从以下几方面举要浅析。

（1）释六经见证之期

自宋以来的某些伤寒注家，受《素问·热论》的影响，基于"一日太阳，二日阳明，三日少阳，四日太阴，五日少阴，六日厥阴"的逐日传经之说，解释《伤寒论》的六经病传变。如此刻板地求病变所在、病传之期，自与实际不符。柯琴对此予以否定，他认为"六经之部位有高下，故受邪之日有远近"，而《素问·热论》所说的"一日太阳，二日阳明，三日少阳……"，是六经见证日期的迟早，而非六经病的传变规律。如《伤寒论翼·风寒辨惑》云："太阳为三阳，居表位最高，最易伤寒，故一日受；阳明为二阳而居前，故二日受；少阳为一阳而居侧，故三日受；太阴为三阴，居阴位最高，故四日受；少阴为二阴，居阴位之中，故五日受；厥阴为一阴，居三阴之尽，故六日受。此皆言见症之期，非六经以次相传之日也。"柯琴认为，《素问·至真要大论》所谓"气有高下，病有远近……适其至所"，即此义也。至于逐日传经之说，柯琴谓"言见症之期，非六经以次相传之日"，其识见脱颖于前代医家，诚可谓真知灼见。以太阳为六经之表，受邪为最先，故以一日说明之，系言其见证最早。而其他各经病，由其所属阴阳表里关系，自属后一步事。柯琴此说甚是，日数自当活看，而不必拘泥。

柯琴又以本论中"传"字之义，各各不同，而不应皆牵强释为传经，以阐发计日说之谬误。疾病之传与不传，有外因亦有内因。以太阳病为例，正如柯琴所谓"太阳内邻少阴，外邻阳明"，太阳病邪实阳盛则多传阳明，正虚阴盛则多传少阴。至于少阳、太阴、厥阴之病，亦莫不可由太阳而传属。所以，传经无定数，日数更无从取信，审证施治，最为重要。

（2）论六经受邪部位

关于六经见证及其受邪部位，柯琴在《伤寒论翼·六经正义》中讨论颇详。其引用《灵枢·邪气脏腑病形》"邪气中人"之说，指出"中于面，则下阳明；中于项，则下太阳；中于颊，则下少阳。其中于膺背两胁，亦中其经""中于阴者，常从臂胻始"，对六经受邪部位加以阐发。上述两条《内经》原文，先论三阳中邪受病之地，再论三阴受邪的起点，都是按照经络循行路线而阐述病邪中人的相对范围。柯琴在《内经》理论基础上，推广其义，认为"气有高下，病有远近，适其至所"，也就是因经脉部位各不相同，见证日期各有迟早，所以各经中邪表现各不相同。

柯琴根据《内经》中记载的"中阳溜经""中阴溜腑"之义，对六经病具体受邪部位予以阐发。如他在《伤寒论翼·风寒辨惑》篇讲道："《内经》病形篇云：邪中于项则下太阳，中于面则下阳明，中于颊则下少阳，其中膺背两胁，亦中其经。故本论太阳受邪，有中项中背之别，中项则头项强痛，中背则背强几几也。阳明有中面中膺之别，中面则目疼鼻干，中膺则胸中痞硬也。少阳有中颊中胁之别，中颊则口苦咽干，中胁则胁下痞硬也。此岐伯中阳溜经之义。"《灵枢·邪气脏腑病形》所云，正是各经经脉循行之要道，柯琴用以解释六经病三阳病位，亦用"中阳溜经"概括之，可谓极为恰当。

对于三阴病位与证候特征，柯琴云："邪中于阴，从臂胻始，自经及脏，脏气实而不能容，则邪还于腑。故本论三阴皆有自利症，是寒邪还腑也；三阴皆有可下症，是热邪还腑也。此岐伯中阴溜腑之义"（《伤寒论翼·风寒辨惑》）。对于三阴病而言，柯琴根据《内经》"中阴溜腑"之义，认为三阴皆有自利症，是寒邪还腑；三阴皆有可下症，是热邪还腑。可下之症，自然指大便不通而言。三阴病确有可下之症，如论中有太阴病"大实痛"，用桂枝加大黄汤；少阴病三急下证，用大承气汤；厥阴病有燥屎者，用小承气汤。此均可视为"脏邪还腑"之证。考下利一症，太阴有自利，少阴有下利清谷，厥阴多厥利相兼。从病位来看，下利一症病属肠腑。观《伤寒论》原文，太阴脾家实，"虽暴烦下利日十余行，必自止，以脾家实腐秽当去故也"（278条）；少阴病，"虽烦下利，必自愈"（287条）；厥阴病，"伤寒先厥后发热，而利者必自止"（331条）等，皆是三阴病阳气恢复，驱邪外出，阴寒退却之证，确实可以用"寒邪还腑"概括之。但《内经》所论"中阴溜腑""脏气实"，是其内在机制。下利为三阴病本证，若阴寒持续内盛，未见"脏气实"之阳气来复之象，则视为"脏邪还腑"，自然不妥。

（3）析伤寒六经病实质

对于《伤寒论》六经病实质，柯琴亦将《素问·热论》六经分证与之相对比，以阐发《伤寒论》六经病的综合性意义。如《伤寒论翼·六经正义》曰："夫热病之六经，专主经脉为病，但有表里之实热，并无表里之虚寒。虽因于伤寒，而已变成热病，故竟称热病而不称伤寒。要知《内经》热病，即温病之互名，故无恶寒证，但有可汗可泄之法，并无可温可补之例也。观温病名篇，亦称《评热病论》，其义可知矣。"从柯琴的论述不难看出，《伤寒论》之六经病与《素问·热论》之六经分证，从内容、性质、部位和治法上，都有明显的区别。张仲景之六经病，虽基于《热论》六经分证，但二者所指截然不同。

从性质上说，《素问·热论》是论广义伤寒中热淫之一种；从部位上说，《素问·热论》也是偏重于经脉证治；在治法上，《素问·热论》提出的"未满三日可汗，已满三日可泄"，也是治疗实热之证的汗、泄之法。而《伤寒论》之六经病，系涵盖虚实、寒热诸多证候的综合性疾病范畴。以太阳病为例，脉浮、头项强痛、恶寒是其总纲，而后方有中风、伤寒、温病之分证。其间病变错综复杂，张仲景固已本诸脏腑经络、阴阳会通之理，以阐明其种种变化。故三阳病证多实热，三阴病证多虚寒，阳证可治以汗、下、和解，阴证则偏于温补。所以，《伤寒论》之六经病所关，实不只经络一端。

然《伤寒论》之六经，又系从《素问·热论》发展而来，在主病证候上，实有经络之病象可求。如太阳病有头项强痛、项背强几几；少阳病有胸胁苦满、胁下痞硬、耳聋；太阴病有腹满痛等，皆为经络相关之病状。而且，《伤寒论》所载之两感、劳复诸证，又皆与《素问·热论》内容相符。张仲景所论六经病，关乎经络，毋庸置疑。但究其病机变化，又非经络所能尽拘。诚如柯琴所言，张仲景之六经，"虽以脉为经络，而不专在经络上立说"（《伤寒论翼·六经正义》）。伤寒与杂病，从六经辨证上皆可互通。《伤寒论》的六经病所关甚广，且不可轻以经络病变言之。柯琴善于运用《内经》之理，其对六经病实质的阐发饶有胜义；其"不为经络所拘，弗为风寒划定"（《伤寒论翼·六经正义》）一说，充分说明了张仲景的六经病所关至大，非指经络一端。

（4）阐发张仲景治法

《黄帝内经》对疾病治法的论述极为精审，为历代医家所宗。柯琴认为，张仲景的治法理论，皆本于《内经》。其引《素问·至真要大论》之论，解析张仲景治法，谓"调治之方，必别阴阳；阳病治阴，阴病治阳；定其中外，各守其乡。外者外治，内者内治；从外之内者治其外，从内之

外者调其内；从内之外而盛于外者，先调其内，后治其外；从外之内而盛
于内者，先治其外，后调其内；中外不相及，则治主病。微者调之，其次
平之，盛者夺之；寒热温凉，衰之以属，随其攸利，此大法也"（《伤寒论
翼·全论大法》）。此《内经》治法之准则，柯琴宗其理论，列举张仲景本
医经准则的具体运用，不仅使张仲景治法义理明晰，而且彰显出《内经》
原则的具体应用。

"调治之方，必别阴阳"，即《内经》所谓"察色按脉，先别阴阳"之
义。柯琴指出本论所称"发热恶寒发于阳，无热恶寒发于阴"，即是阴阳之
别也。阳病治以白虎汤、承气汤等以泻热存阴，阴病治以附子汤、吴茱萸
汤等以抑阴扶阳，即"阳病治阴，阴病治阳"之义。病在外者以麻黄汤、
桂枝汤解表，实于胃肠者以承气汤治里，即"定其中外，各守其乡"之义。
再如，"太阳阳明并病，小发汗；太阳阳明合病，用麻黄汤，是从外之内
者，治其外也。阳明病发热汗出，不恶寒、反恶热，用栀豉汤，是从内之
外者，调其内也。发汗不解，蒸蒸发热者，从内之外而盛于外，调胃承气，
先调其内也。表未解而心下痞者，从外之内而盛于内，当先解表，乃可攻
痞，是先治其外，后调其内也。中外不相及，是病在半表半里，大小柴胡
汤治主病也"（《伤寒论翼·全论大法》）。其对张仲景治疗原则的阐发，与
《内经》治疗大法皆相契合；一经柯琴剖析，张仲景之意愈明。

对于具体治法，柯琴提出，张仲景的汗、吐、下法亦本于《内经》，且
利水、清火、调补等法悉具。如其所言"有邪者渍形以为汗，在皮者汗而
发之，实者散而泻之，此汗家三法。中满者泻之于内，血实者宜决之，是
下之二法。高者因而越之，谓吐。下之引而竭之，谓利小便。剽悍者按而
收之，是清火法。气虚宜掣引之，是调补法也"（《伤寒论翼·全论大法》）。
其所引经文，出自《素问·阴阳应象大论》，意在阐明张仲景治法全面，可
谓八法兼具，而非时人所称"仲景只有汗、吐、下三法"。且张仲景治病，

除汤液外，实已包括针刺、火熏、按摩、导引诸方法。《内经》提及的有关治法，皆与《伤寒论》中方治相应。如太阳表证"刺风池、风府"（原文24条），以疏泄经邪，是"病之始起，可刺而已"。"时发热自汗出"，用"先其时发汗"（原文54条）法，是"其盛，可待衰而已"，亦是《素问·疟论》所谓的"方其盛时必毁，因其衰也，事必大昌"。麻桂解表，质薄气辛，取其"轻而扬之"之义。硝黄入里，味厚气寒，则是"重而减之"之义。血虚用新加汤以和血益营，卫虚用桂枝加附子汤以实表和卫，即"衰而彰之"之义。"形不足者，温之以气"，如四逆辈之用于回阳救逆。"精不足者，补之以味"，如阿胶、猪肤之滋阴补液。"其高者，因而越之"，如瓜蒂散。"其下者，引而竭之"，如五苓散。"其在皮者，汗而发之"，是综括太阳诸发汗方而言。"其实者，散而泻之"，如大青龙汤。"中满者，泻之于内"，如治结胸之陷胸汤、丸；燥实者用三承气汤，皆其义也。诚如柯琴所言，"诸法井然，质之岐伯，纤毫不爽，先圣后圣，其揆一也"（《伤寒论翼·全论大法》）。

柯琴借经义阐发张仲景本论，皆与事实相符，有俾于后学理解张仲景撰用之旨。唯其对麻黄汤、桂枝汤及栀子豉汤的认识有所偏差，学者当从中明辨。柯琴论曰："夫邪在皮毛，犹未伤形，故仲景制麻黄汤急汗以发表；邪入肌肉，是已伤其形，故用桂枝汤啜稀热粥以解肌，是溃形以为汗。"（《伤寒论翼·全论大法》）柯琴以"邪在皮毛，犹未伤形"为麻黄汤证，"邪入肌肉，已伤其形"为桂枝汤证，是只在皮毛、肌肉上区分，而认定桂枝汤证重、麻黄汤证轻，与事实不符。太阳有中风、伤寒二证，以性质言，则风属阳，寒属阴；风性轻扬，寒性重滞，故中风则汗出脉缓，伤寒则无汗脉紧；以虚实言，中风肌腠疏汗出为表虚，伤寒毛窍闭无汗为表实；以轻重言，则中风证较轻，故用桂枝汤调和营卫，解肌取微汗；伤寒证较重，故制麻黄汤，麻桂并用，迅开皮毛以发汗。二者皆为营卫俱病的太阳表证，原因有别，故同中有异。

　　柯琴对栀子豉汤为吐剂的认识，也与实际不符，后世存在一定的争议。柯琴谓："吐剂有瓜蒂、栀豉，分胸中虚实之相殊。"（《伤寒论翼·全论大法》）其将栀子豉汤作为涌吐胸中虚热之剂，与瓜蒂散并为吐剂，实难立足。首先，考吐剂之用，必宗《内经》"其高者，因而越之"之旨；病位固在心胸，且必有停痰、宿食等有形实邪纠结不解，方可一试。若胸中无实邪，或虽有寒饮而非实热，皆不可妄投。张仲景立方，可法可师。如栀子豉汤主症有心烦懊侬，大都由伤寒汗、下后余热内留，或阳明里热偏在心胸所致，而非有形实邪壅滞心胸。其次，从药性分析，栀子质禀轻浮，故能上入心胸而内清烦热；性属苦寒，故能使热势屈曲下行而利小便；虽有香豉之宣达，终不减其苦寒下夺之性。且呕者配以生姜，少气协以甘草，岂可以服后偶尔致吐，而归为吐剂？此处当宗张志聪等医家之说，方后"得吐者止后服"数字，为误入正文无疑。

　　（5）辨伤寒与温病之别

　　历代医家，对伤寒与温病在病名定义和证候分析等方面，存在颇多争议；对二者的关系混淆不清，寒温之争更是伤寒、温病两大学派的焦点问题。《伤寒论》某些注家，往往从条文中寻章摘句，见症论证，笼统地把"太阳病，或已发热，或未发热，必恶寒，体痛，呕逆，脉阴阳俱紧者，名为伤寒"（原文第 3 条）和"太阳病，发热而渴，不恶寒者，为温病"（原文第 6 条）两条，作为太阳初期的表寒和表热证，纳入广义热病范畴。柯琴提出，伤寒与温病虽为太阳初期的两个证候，但温病内外皆热，有别于中风、伤寒的恶寒发热。

　　柯琴主张伤寒与温病的辨识，应因证论病，而不应拘于发病季节和六经的界限。如风温与《内经》伏寒化温之间，柯琴认为风温不因于寒而因于风，意指当时即发之温邪；而伏寒化温系由冬时触寒所致，多为"饱暖淫欲之人，不知持满，醉以入房，以欲竭其精，以耗散其真，阳强不能密，精失守而阴虚，故遗祸至于春夏也"（《伤寒论翼·温暑指归》）。指出病人自身阴阳气血之内因的重要性，"不知原其人之自伤，而但咎其时之外伤"，或"只知伤寒之因，不究热伤其本"，在伤寒与温病的辨证中，皆是不可取的。

柯琴根据《素问·热论》，对照《伤寒论》原文，对温病的病因和发病加以阐发。"冬伤于寒，春必病温"之说，出自《素问·生气通天论》等篇，谓人若能适应四时，自能保其阴阳和谐而无病；若冬时或由人为之故而不藏精（冬不藏精），或由天时之至而太过不及（冬伤于寒），遂逆于冬气，无以适应来春生发之气，故多病温。后人泥于文字，而有藏肌肤、藏膜原等说，其实与经义相悖。柯琴就此提出，冬时病温，系因阴虚而发，但有内因亦有外因，不可谓与天时温暖绝对无关。而且，柯琴还提出："寒固为冬气，三时岂必无寒；第寒有轻重，伤亦有轻重，不拘定于冬。温固为春气，而三时亦病温，且温随时而发者多，因冬月伤寒所致者少，不可谓必然之道也。"（《伤寒论翼·风寒辨惑》）柯琴的"寒不拘定于冬""温不定在于春"之说，以及邪气中人轻重之辨，实为阅历有得之言。他还以时行疫气为例，说明温病并非皆为寒邪所伤为患，如"时行疫气，正天地温热之毒，如凉风一起，疫邪自散，岂遇寒而反重耶？疫与寒如风马牛不相及，何得以寒冠时行之疫？"（《伤寒论翼·风寒辨惑》）。时行疫气，多为温热邪毒为患，余师愚用大剂石膏以治热疫，即可证明柯琴之说不误。而且，时行疫气之发，与气候密切相关。如霍乱多发于夏秋，白喉频见于冬日，即为明证。柯琴言"凉风起而疫邪散"，意在说明疫气之发与气候炎热密切相关，的确与临床实际相吻合。唯其"疫与寒如风马牛不相及"之论，似显片面。寒疫之证，不可谓从古至今，绝无其证，苏东坡力赞的圣散子方，即为治疗寒疫之方。

（6）探讨痉湿二证病机

痉湿暍病是张仲景原论内容之一，柯琴在《伤寒论翼》中以"痉湿异同"名篇，结合《内经》理论，对痉病和湿病的发病机理进行了较多的论述。柯琴认为，痉、湿、暍三证，皆为外感所致，与伤寒相类似，故将此三证单列于太阳篇之外，以示鉴别。柯琴认为，该篇首条疑非张仲景原著内容，似为王叔和手笔。其论中提出："伤寒之中，最多杂病，内外夹杂，虚实互呈，故将伤寒杂病而合参之。正以合中见泾渭之清浊，此扼要法也。叔和不知此旨，谓痉湿暍三种，宜应别论。则中风、温病何得与之合论耶？"（《伤寒论翼·全论大法》）该论可谓一针见血，强调了外感诸证合而不同，肯定了鉴别诊断的重要意义。

柯琴对痉证的病因，首先着眼于"燥"字。其论中指出："《内经》病机十九条，其分属六气者，火居其八，风寒湿各其一，燥证独无。若诸痉项强，皆属于湿，愚尝疑其为属燥。"（《伤寒论翼·痉湿异同》）并以《伤寒论》中原文"太阳病，发汗太多，因致痉"为例，提出痉证属燥无疑。又以"痉以状命名，因血虚而筋急也。六气为患，皆足以致痉，然不热则不燥，不燥则不成痉"（《伤寒论翼·痉湿异同》），提出"因燥致痉"的假说。其后，喻嘉言亦有此疑义。古人有以"痉"字作症状言，指项强拘急、难以屈伸等症状；又有作为病名者，如"痉为病，胸满口噤，卧不着席，脚挛急，必齘齿"（《金匮要略·痉湿暍病脉证》）。柯琴认为，痉证属燥，因血虚而致筋急，实则症状与病名，混为一谈，内因与外因，含混不清。《素问》病机十九条"诸痉项强，皆属于湿"一条，恐不能疑为"属燥"。因《素问·生气通天论》明言"因于湿，首如裹，湿热不攘，大筋软短……软短为拘"，正可证明此说。"因燥致痉"，只可代表一家之看法，而不能谓《内经》原文有误。

对于刚、柔二痉的区别，柯琴亦对照《内经》病机十九条加以阐发。

如"痉之夹风寒者，其症发热无汗而恶寒，气上冲胸而小便少，其脉必坚紧，其状必强直而口噤，此得之天气，《内经》所云'诸暴强直，皆属于风'者是也。其势勇猛，故曰刚痉。病因外来，当逐邪而解外。痉有夹本邪而为患者，其邪从内出，故发热汗出而不恶寒；其脉沉迟，其状则项强几几，此得之地气，《内经》所云'诸痉项强，皆属于湿'者是也。其势软弱，故名柔痉。病因于内，当滋阴以和内"（《伤寒论翼·痉湿异同》）。《素问·至真要大论》所谓"诸暴强直，皆属于风""诸痉项强，皆属于湿"，可以说明强直拘急、筋脉不和之病，且六气皆能为患。《伤寒论》中所述之刚、柔二痉，则风寒是其标，里燥筋急是其本，与《内经》之言风、言湿者似有不合。其刚痉用葛根汤，柔痉用瓜蒌桂枝汤，亦犹有汗用桂枝汤、无汗用麻黄汤之意。同是里燥筋急，但柔痉因自汗，故用瓜蒌根为君，甘寒润燥而舒筋脉；刚痉因无汗，故以葛根为君，甘平润燥而开腠理发汗。可见张仲景用方选药，皆与证相符。柯琴对刚、柔二痉的主症、病因、发病特点及治疗分别加以阐发，对于全面理解此二证自有裨益。唯其对二证的病因，从风说到热，由湿讲到燥，未免为了强合《内经》经文，难以令人信服。

柯琴对于湿病的论述，其理论亦源于《内经》。首先，阐述湿病的形成，有内伤和外感两端。对于二者的区别，柯琴云："《内经》曰：诸湿肿满，皆属于脾。又曰：湿胜则濡泄，此指湿伤于内者言也。又曰：地之湿气，感则害人皮肉筋骨，又曰：因于湿，首如裹，此指湿伤于外者言也"（《伤寒论翼·痉湿异同》）。二者对应的证候，《伤寒论》和《金匮要略》中皆有具体所指。如太阴属脾，主寒湿，以腹满而吐、食不下、自利益甚、时腹自痛为提纲，故对于湿伤于内，依六经辨治，当于太阴篇中求之。《素问·阴阳应象大论》记载的"地之湿气，感则伤皮肉筋脉"，《金匮要略》中的"湿痹""风湿"之候，是为湿伤于外，按柯琴所言，另立一篇，避免与内湿相混，自无不可。至于阳明主燥热，与太阴湿气相合则发黄，以病属湿热，故见于阳明篇，正与太阴寒湿对言，由于其不属于外湿，故紧附于阳明病下。所以，柯琴所谓的"尚遗数条"，认为是王叔和搜采之失，或编次有误，未免有失公允。

风、湿二气伤人，可以分，亦可以合。柯琴依据《素问·太阴阳明论》中"阳受风气，阴受湿气"，及"伤于风者，上先受之，伤于湿者，下先受之"，用以说明病邪性质不同，其发病之证候有别。即便风、湿相合之证，其病变机制亦有种种不同，故张仲景辨风湿，有"风气去，湿气在"之说，义正可参。至于《内经》辨风湿为实，寒湿为虚，考其证是指湿邪在表而言。《伤寒论》中寒湿发黄与湿热发黄，则又属湿邪在里；虽同样分虚实，而证候不同，不可混淆。

（二）阐发六经辨证理论精义

《伤寒来苏集》中，既有柯琴对《伤寒论》原文的注疏之见，更有其阐发六经辨证理论体系的独到见解，诸如"六经地面""六经为百病立法""六经制方大法"等，这些独到的见解，不仅发前人所未发，弥补其他注家之不足，更重要的是为后人运用六经辨证理论，提供了有价值的临证思路。

1. 六经地面说

《伤寒论》以六经辨证为核心，而六经实质究竟如何，各家之说，莫衷一是。柯琴对六经实质的阐释，亦是其研究《伤寒论》的突出贡献。其根据《素问》《灵枢》有关理论，提出了"六经地面"说，并以之作为其研究《伤寒论》的理论基础。其论及六经发病与传变、合病与并病、治疗大法等，皆从此说展开。

（1）六经之用犹六官六气

《伤寒论翼·六经正义》是柯琴对六经实质的专篇论述。柯琴认为，

《伤寒论》六经是统摄诸病诊治的纲领。其论中云："夫一人之病，俱受六经范围者，犹《周礼》分六官而百职举，司天分六气而万物成耳。"柯琴以"《周礼》之六官""司天之六气"，比喻《伤寒论》六经的作用，殊为恰当。关于六经辨证的意义，柯琴认为，"于诸病之表里阴阳，分为六经，令各得所司，清理脉证之异同，寒热之虚实，使治病者只在六经中下手，行汗、吐、下、和解、温补等法而无失也"（《伤寒论翼·六经正义》）。此说可谓颇得张仲景心法，六经辨证的纲领性意义了然于纸上。对此，后世医家均持肯定态度，认为六经辨证是临床诊治疾病的大纲大法。诚如现代伤寒学家李培生所言："从六经下手，是教人见病知源的绝妙方法。"（《伤寒论翼笺正·六经正义》）

（2）六经分区的理论基础

对于六经的实质，柯琴认为，张仲景序中既云"撰用《素问》《九卷》"等，自当于《素问》等典籍，推求六经之旨。其在《伤寒论翼·六经正义》中明确指出："仲景之六经，是经界之经，而非经络之经""仲景之六经，是分六区地面，所该者广。虽以脉为经络，而不专在经络上立说"。认为《伤寒论》六经，是综合意义上的六经，并非单指经络，与《素问·热论》偏重于经脉不同。如以太阳病为例，"脉浮，头项强痛，恶寒"是太阳病总纲，其后又有中风、伤寒、温病之分证，治疗在汗法之下又各有不同。对其错综复杂的发展变化，张仲景本诸脏腑经络、阴阳会通之理，加以阐明。《伤寒论》六经病，三阳病证多实热，治以汗、下、和解为法；三阴病证多虚寒，治疗多以温补为主，所关实不只经络一端。其治法自然与《素问·热论》"未满三日者，可汗而已；其满三日者，可泄而已"不同。对柯琴所谓"仲景六经非经络之经"自当活看。《伤寒论》六经病，虽非经络学说所能尽括，但诸如太阳病的头项强痛，少阳病的胸胁苦满，又都关乎经络。所以，此六经病与经络相关，又非经络所能尽括，明确张仲景撰用之旨，至关重要。

柯琴认为，《伤寒论》之六经，源于《素问·皮部论》。如《伤寒论翼·六经正义》云："按《皮部论》云：皮有分部，脉有经纪……其生病各异，别其分部，左右上下，阴阳所在，诸经始终。此仲景创六经部位之原。"柯琴根据《素问·皮部论》所云，指出生理上经络循行之各有分部，阴阳气血有起止终始；从而在疾病状态下，可因之推求六经发病状态与脉证的异同。所以，认识《伤寒论》六经含义与作用当本于此。柯琴此说有一定说服力。

（3）六经地面分区

在《素问·皮部论》基础上，柯琴提出了"六经地面"说。其将人体划分为六区地面，认为此六区地面，在部位上相互契合，功能上相辅相成，正常时相互为用，异常时相互影响。也正是由于其反对单纯以经络释六经，扩大了六经分证的范围，为后世医家全面认识六经，有效辨证论治，提供了切实可行的理论依据。

柯琴对六经分区的界定：腰以上为三阳地面，三阳主外而本乎里；腰以下为三阴地面，三阴主里而不及外。具体而言，《伤寒论翼·六经正义》所言六经分区，分别为：太阳地面、阳明地面、少阳地面、太阴地面、少阴地面、厥阴地面。

①太阳地面

内由心胸，外自巅顶，前至额颅，后至肩背，下及于足，内合膀胱，是太阳地面。

②阳明地面

内自心胸，至胃及肠，外自头颅，由面至腹，下及于足，是阳明地面。

③少阳地面

由心至咽，出口颊，上耳目，斜至巅，外自胁，内属胆，是少阳地面。

④太阴地面

自腹由脾及二肠魄门，为太阴地面。

⑤少阴地面

自腹至两肾及膀胱溺道，为少阴地面。

⑥厥阴地面

自腹由肝上膈至心，从胁肋下及于小腹宗筋，为厥阴地面。

在此，柯琴将六经分区形象地比喻为地理之列国，如太阳"统领营卫，主一身之表证，犹近边御敌之国也"；少阳"此太阳差近阳明，犹京畿矣"；太阴阳明"同居异治，犹周召分陕之义。四经部位，有内外出入、上下牵引之不同，犹先王分土域民，犬牙相制之理也"；厥阴"通行三焦，主一身之里证，犹近京夹辅之国也"。(《伤寒论翼·六经正义》)

柯琴根据阳主上、阴主下之理，而以三阳归重于心，故言"心为三阳夹界之地"；三阴侧重于腹，故以"腹为三阴夹界之地"。同时强调，"人身之病，动关心腹；阳邪聚于心，阴邪聚于腹"(《伤寒论翼·六经正义》)，可谓独树一帜，自有创见。但学者亦当从六经具体病证分析，切勿局限于"三阳归重于心，三阴侧重于腹"一说。因心为营卫之大主，心阳旺，营卫充，则虽有外邪，亦不得深入，拒之于表，则表现为太阳病。若太阳表气郁，阳气不宣，又能发烦；若少阳胆火内郁，阳明燥热上蒸，皆能影响及心而表现为烦躁。而且，心主神明，为十二官之主，不仅阳证与之相关，若少阴虚寒，虚阳外越亦可发躁烦；阴虚阳亢亦烦，阴虚不得寐，亦皆与心相关。诚如柯琴所言"心为六经之主，故六经皆有心烦症"(《伤寒论翼·六经正义》)。腹固为三阴之主，中气不足，升降失调，则吐利、厥逆、蜷卧等，可接踵而至。然阳明里热燥实，亦是邪结于腹，痞满燥实全见，方可议下，故腹证亦不得谓全归于阴。而且，柯琴所述六经部位，正是经脉循行起止之处；而经络内属于脏腑，外出于肌腠，其行气血、营阴阳、濡筋骨、利机关之能，亦是其六经地面之说的功能基础所在。

笔者认为，《伤寒论》六经，是张仲景继承《素问·热论》六经学说而提出，是有其脏腑经络基础的。不过，若离开经络解释六经，则"皮之不存，毛将焉附"。从《黄帝内经》到《伤寒论》，脏腑经络学说可谓一脉相承。如《伤寒论》太阳病之"头项强痛"，与《素问·热论》中巨阳"其脉连于风府"的记载相一致。而且，《伤寒论》中还有不少按经取穴的针刺疗法，如果没有经络，岂不成为无源之水、无本之木。所以，《伤寒论》六经辨证，系在《黄帝内经》经络理论基础上有所发展，它不但辨热证与实证，也辨阴证、寒证与虚证；六经辨证建立在脏腑经络基础之上，是对脏腑经络生理、病变的客观反映。所以，笔者认为，柯琴的六经地面之说，亦离不开经络学说的基础。

（4）六经发病与治疗

柯琴的"六经地面"之说，概括了六经的实质，并以此为基础阐发疾病的发生、发展、传变之机。其论中指出"六经地面"所辖范围广，无论"风寒湿热，内伤外感，自表及里，有寒有热，或虚或实，无乎不包"（《伤寒论翼·六经正义》）。具体而言，若某一经地面受邪，即出现该经地面的脉证，而形成某经病。六经病的传变，则是某一经地面邪气侵及另一经地面的结果。至于合病，则是两经或两经以上地面同时受邪，出现相应的两经或两经以上的脉证。

在此，柯琴仍以兵法为喻，用"兵法之要，在明地形"之理，阐发六经为病，必先明六经之路，才知贼寇所从来，病邪所由生。其论中指出："来路是边关，三阳是也；去路是内境，三阴是也。六经来路各不同，太阳是大路，少阳是僻路，阳明是直路，太阴近路也，少阴后路也，厥阴斜路也。客邪多从三阳来，正邪多由三阴起，犹外寇自边关至，乱民自内地生也。明六经地形，始得握百病之枢机；详六经来路，乃得操治病之规则。"

（《伤寒论翼·六经正义》）柯琴形象地将六经发病特点与其生理特性（即"六经地形"）联系起来，使读者易于理解六经发病之机。柯琴所谓"明六经地形""详六经来路"，即是要认识六经各自之特点，辨清邪之所由生，病之所以起，然后方知证之所以成，治之所由施也。"来路是边关，是三阳，客邪多从三阳来"，是解释三阳为病的特点；因病之所生，离不开邪正相争，正盛者邪不能深入，即便发病亦较轻微，以正盛邪实为特点。"去路是内境，为三阴，正邪多由三阴起"，是三阴证的发病特点。因正虚者邪气不仅侵犯形体，且深入内脏，病情较重，故三阴证往往表现为正衰邪盛的特点。

在"六经地面"基础上，柯琴结合兵法常识，从各经之病位及其属性出发，对六经病发病特点及治疗要义的概括，既形象又深刻，得到了后世医家的广泛赞同。如尤在泾在《医学读书记·柯琴伤寒论翼辨》中，对柯琴之说予以肯定，认为"柯氏援地理兵法，喻病邪之浅深，方药之大小，可谓深切著明，而于兵法又多精义，非好为夸大者可比"。

现就《伤寒论翼》中"六经地面"的发病特点和治疗法则介绍如下。

①太阳地面

发病特点

太阳地面最大，内邻少阴，外邻阳明，故病有相关。如小便不利，本膀胱病；少阴病而亦小便不利者，是邪及太阳之界也。腰痛本肾病，太阳病而亦腰痛者，是邪及少阴之界也。六七日不大便，反头痛身热者，是阳明热邪侵及太阳之界也。头项强痛兼鼻鸣干呕者，是太阳风邪侵及阳明之界也。

心胸是阳明地面，而为太阳之通衢。因太阳主营卫，心胸是营卫之本，营卫环周不休，犹边邑之吏民士卒，会于京畿，往来不绝也。如喘而胸满者，是太阳外邪入阳明地面而骚扰，故称为太阳阳明合病。若头不痛，项不强，胸中痞硬，气冲咽喉不得息者，此邪不自太阳来，乃阳明实邪结于胸中，犹乱民聚本境为患也。

治疗法则

邪入太阳地面，即汗而散之，犹陈利兵于要害，乘其未定而击之也。邪之轻者在卫，重者在营，尤重者在胸膈，犹寇之浅者在关外，其深者在关上，尤深者在关内也。麻黄为关外之师，桂枝、葛根为关上之师，大青龙为关内之师矣。

凡外寇不靖，内地盗贼必起而应之，因立两解法，故有大、小青龙及桂枝麻黄加减诸方。

如前军无纪，致内乱蜂起，当重内轻外，因有五苓、十枣、陷胸、泻心、抵当等汤也。

②阳明地面

发病特点

阳明为内地，阳明界上，即太阳少阳地面。阳明之失守，非太阳之不固，即少阳之无备，所以每每两阳相合而为病也。

治疗法则

邪入阳明之界，近太阳地面，虽不犯太阳，太阳之师不得坐视而不救，故阳明之营卫病，即假麻黄、桂枝等方以汗之；邪近少阳地面，虽不入少阳，少阳之师不得高垒而无战，故阳明之腠理病，即假柴胡以解之。

三阳合并病，是三面受敌矣，法在独取阳明。阳明之地肃清，则太少两路之阳邪，不攻自解，但得内寇宁而外患自息，此白虎之所由奏捷耳。

若邪已在阳明地面，必出师奋击，以大逐其邪，不使少留，故用栀豉、瓜蒂之吐法以迅扫之。

若深入内地，不可复驱，则当清野千里，使无所摽掠，是又白虎得力处也。

若邪在内廷，又当清宫除道，此三承气所由取胜。

若阳邪不戢于内地，用大承气以急下之，是攻贼以护主。

如茵陈、猪苓辈，又为失纪之师立法矣。

③少阳地面

发病特点

少阳处半表半里，司三焦相火之游行，仲景特揭口苦、咽干、目眩为提纲，是取病机立法矣。夫口、咽、目三者，脏腑精气之总窍，与天地之气相通者也，不可谓之表，又不可谓之里，是表之入里、里之出表处，正所谓半表半里也。三者能开能阖，开之可见，阖之不见，恰合为枢之象。

少阳为游部，其气游行三焦，循两胁，输腠理，是先天真元之气。少阳主人身之半，胁居一身之半，故胁为少阳之枢，而小柴胡为枢机之剂也。岐伯曰：中于胁则入少阳，此指少阳自病。然太阳之邪，欲转属少阳，少阳之邪，欲归并阳明，皆从胁转。

治疗法则

邪入少阳地面，宜杂用表里寒热攻补之品，为防御解利之法。如偏僻小路，利于短兵，不利于矛戟，利于守备，不利于战争也。

邪之轻者入腠理，重者入募原，尤重者入脾胃。小柴胡腠理之剂也，大柴胡募原之剂也；小建中、半夏泻心、黄芩、黄连四汤，少阳之脾剂也；柴胡加芒硝、加龙蛎二方，少阳之胃剂也。

如太阳少阳有合并病，是一军犯太阳，一军犯少阳矣，用柴胡桂枝汤，是两路分击之师也。

④太阴地面

发病特点

太阴亦内地，少阴厥阴是太阴之夹界也。太阴居中州，虽外通三阳，而阴阳既已殊途，心腹更有膈膜之藩蔽。故寒水之邪，从太阳外属者轻，由少阴内授者重。风木之邪，自少阳来侵者微，因厥阴上袭者甚。

盖太阴阳明，地面虽分，并无阻隔。阳明犹受敌之通衢，甲兵所聚，四站之地也；太阴犹仓廪重地，三军所依，亦盗贼之巢穴也。故元气有余，则邪入阳明；元气不支，则邪入太阴。

治疗法则

在阳明地面，则陈师鞠旅，可背城一战，取胜须史；在太阴地面，则焚劫积蓄，仓廪空虚，枵腹之士，无能御敌耳。

如本经正邪转属阳明而为实，犹师老势穷，可下之而愈。如阳明实邪转属本经而成虚，则邪盛正衰，温补挽回者甚难。

若阴邪直于中宫，用四逆汤以急救其里，是强主以逐寇也。

其阴邪侵入太阴，则用理中、四逆、白通加人尿、猪胆等法，亦犹是矣。

⑤少阴地面

发病特点

少阴一经，而兼阴阳两脏者，皆为根本之地故也。邪有阴阳两途，脏分阴阳二气。如阳邪犯少阴之阳，反发热、心烦、咳、渴、咽痛；阳邪犯少阴之阴，则腹痛自利，或便脓血。阴邪犯少阴之阳，则身体骨节痛，手足逆冷，背恶寒而身蜷卧；阴邪犯少阴之阴，则恶寒呕吐，下利清谷，烦躁欲死。

治疗法则

仲景制麻黄附子细辛、黄连阿胶、甘草、桔梗、猪肤、半夏、苦酒等汤，御阳邪犯少阴之阳也。

其制桃花、猪苓等汤，御阳邪入少阴之阴也。

附子、吴茱萸、四逆等汤，御阴邪犯少阴之阳也。

通脉四逆、茯苓四逆、干姜附子等汤，御阴邪入少阴之阴也。

少阴为六经之根本，而外通太阳，内接阳明。故初得之而反发热，与八九日而一身手足尽热者，是少阴阳邪侵及太阳地面也。出太阳则用麻黄为锐师，而督以附子。

自利纯清水，心下痛，口燥舌干者，少阴阳邪侵阳明地面也。入阳明则全仗大承气而不设监制，犹兵家用向导与用本部，不同法也。

⑥厥阴地面

发病特点

厥阴之地，相火游行之区也，其本气则为少火。若风寒燥湿之邪，一入其境，悉化为热，即是壮火。其少火为一身之生机，而壮火为心腹之大患。且其地面通达三焦，邪犯上焦，则气上撞心，心中疼热，消渴口烂，咽痛喉痹；逼入中焦，即手足厥冷，脉微欲绝，饥不欲食，食即吐蛔；移祸下焦，则热利下重，或便脓血，为害非浅，犹跋扈之师矣。

治疗法则

仲景制乌梅方，寒热并用，攻补兼施，通理气血，调和三焦，为平治厥阴之主方，犹总督内地之大师也。

其与之水以治消渴，茯苓甘草汤以治水，炙甘草汤以复脉，当归四逆以治厥，是间出锐师，分头以救上焦之心主，而安神明也；用白虎承气辈，清胃而平中焦之热实；白头翁、四逆散，清脾而止下焦之热利，是分头以救腹中之阴，而扶胃脘之元气耳。

2. 六经为百病立法

自晋·王叔和将《伤寒杂病论》部分内容重新编次名为《伤寒论》以来，后世医家长期认为，六经辨证理论只适于外感病，而不适于杂病。历代注家多持"以《伤寒》论外感，《金匮》治杂病"的观点，视《伤寒论》为阐述外感热病辨证论治的专著。直至清代，柯琴始提出了不同见解。其论中指出："自王叔和编次，伤寒、杂病分为两书，于本论削去杂病。然论中杂病，留而未去者尚多，是叔和有《伤寒论》之专名，终不失伤寒、杂病合论之根蒂也。"(《伤寒论翼·自序》)论中还提出："仲景之六经，为百病立法，不专为伤寒一科。伤寒、杂病治无二理，咸归六经之节制。"(《伤寒论翼·自序》)俞根初亦从柯琴之说，提出："以六经钤百病，为确定之总诀。"(《通俗伤寒论·六经总决》)柯琴、俞根初之说，在理论认识上，无疑是一次大的飞跃。但由于其理论与传统认识相违背，故上述见解并未被多数医家所接受。而且，随着温病学说的发展，众多医家认为，卫气营血与三焦辨证为温热性质外感病的辨证纲领，六经辨证遂由广义伤寒缩小为只适于风寒性质的外感病。时至今日，关于外感病辨证，"属风寒者，用六经辨证方法；属温热者，可选卫气营血或三焦辨证方法"之说，仍可见于高等医药院校中医专业教材。可见，传统认识对人们的影响是根深蒂固的。但果如其说，六经辨证还有什么价值？学习《伤寒论》还有什么意义？

所以，深入研究六经，重新认识六经辨证，对于领悟《伤寒论》之精义是至关重要的。在众多注家中，柯琴可谓独具慧眼。其一反前人之说，在《伤寒来苏集》中，反复申明六经辨证的广泛指导意义，以使《伤寒论》的精义得到彰明，使《伤寒论》所确立的辨证论治方法得到推广。吴坤安对柯琴之说颇为赞同，在《伤寒指掌·自序》中说："仲景伤寒，已兼六气；六经主病，已该杂症，非专指伤寒立言。柯氏以前，孰能指出厥旨？"所以，时至今日，仍须深入挖掘柯琴的学术思想。兹将《伤寒来苏集》中柯琴"六经为百病立法"的观点阐发如下，以明六经辨证不仅适于外感病，包含温病在内的诸多杂病，亦可宗六经之旨。

（1）六经病与百病的关系

要比较确切地认识"六经为百病立法"，则必须首先明确柯、俞等人所谓"百病"之所指。百病，是指各种不同的疾病。言其极多，故称百病。尽管病种繁多，表现各异，但总是机体在疾病状态下的反应。因此，就其内在病理变化来说，必有一定的规律可循。而六经病正是对内在病理变化共性的高度概括，是对人体脏腑经络、阴阳气血发病规律的概括与总结。所以，六经病既不是独立的病种，也不是"百病"之外的疾病，应以广义的观点看待六经病。何秀山在《通俗伤寒论·六经总诀》的按语中指出："病变无常，不出六经之外。《伤寒论》之六经，乃百病之六经，非伤寒所独也。"此颇能说明六经病与百病的关系。《伤寒论》采用六经分证，乃是根据疾病内在变化共性的分类，并未将伤寒和杂病区分对待。这种分类方法，实寓深意，是张仲景的伟大创造。张仲景示人在临床中用六经分证的方法来驾驭和概括诸病，何曾说仅为伤寒之辨证而设？观张仲景在《伤寒论·自序》中所说："虽未能尽愈诸病，庶可以见病知源；若能寻余所集，思过半矣！"由此不难看出张仲景之本意，系指六经辨证是临床诊病的普遍规律；若能掌握并熟练运用，就可以"见病知源"，找到诊治疾病的思路与方法。所以，要正确地看待六经病，因六经辨证是临床多种疾病内在变化表现出来的共同规律，故有广泛的临床指导价值。

（2）六经辨证辨病位与病性

《伤寒论》六经病，均以"辨××病脉证并治"名篇，每经病的首条，即提纲证，皆以"××之为病"的体例提出。不难看出，张仲景设六经病的目的是辨病之所在，简言之，就是辨"病所"，这是《伤寒论》辨证理论的最大特点和优势。《伤寒论》中的原文，如"伤寒脉弦细，头痛发热者，属少阳"（265 条），"自利不渴者，属太阴"（277 条），"自利而渴者，属少阴"（282 条）等，皆是辨六经病的实例。又由于辨病的依据是临床证候，所以辨六经病亦称"六经辨证"，故论中亦有"××证"之称谓，如"伤寒二三日，阳明少阳证不见者，为不传也"（5 条），"伤寒呕多，虽有阳明证，不可攻之"（204 条），"伤寒脉浮缓，身不疼但重，乍有轻时，无少阴证者，大青龙汤发之"（39 条）等。北宋·庞安常在《伤寒总病论》一书中，将六经病的"××病"称作"××证"，实是开"六经辨证"提法之先河。临床上不论内、外、妇、儿各科疾病，只要出现某经主证，就可确诊为某经病，明确了病所，然后随经而治，常可获得预期疗效，这也正是张仲景创立六经辨证的意义所在。如《伤寒论翼·六经正义》所云："使治病者只在六经中下手，行汗、吐、下、和解、温补等法而无失也。"吴坤安在《伤寒指掌·厥阴新法》中亦云："按六经主病，仲景非专为伤寒立言。如厥阴所述气冲吐蛔等症，乃厥阴风木自病，不拘伤寒、杂症，但见呕逆吐蛔者，即是肝邪犯胃，宜兼厥阴而治。"又如，章太炎在《伤寒论今释·序》中说："疗病者，以病所为据依者也。得其病所，则治不至于逆，随所在而导之可矣。"李培生在《伤寒论翼笺正》中说："从六经下手，是教人见病知源的绝妙方法。"以上各家之说，很好地诠释了张仲景创立六经辨证的初衷。

辨六经病之所以重要，因其概括了疾病内在变化共性的"病所"。但只知病之所在，还不能完全解决问题，必须同时辨清疾病的性质，才能全面地掌握病机。实际上，《伤寒论》六经病篇的全部内容都贯穿着八纲辨证精神，只不过在当时没有八纲之名而已。前辈诸多医家对此已有认识。如明代陶节庵在《伤寒全生集》中提出："夫伤寒三百九十七法，无出于表里、虚实、阴阳、冷热八者。"其后，徐春甫更冠以"纲领"二字，以示其重要性。其言"表里、虚实、阴阳、寒热八者，为伤寒之纲领"（《古今医统大全·伤寒门上》），实则即是"八纲"名称的来源。程郊倩也强调"八纲"，指出《伤寒论》乃医门之轨范，其中教人如何辨阴阳表里，如何察寒热虚实"（《伤寒论后条辨·辨伤寒论一》）。这些论述皆表明，八纲亦是《伤寒论》辨证理论的核心内容之一。六经概括了病所，而八纲既明确了表里病位，也概括了病性。二者相辅相成，缺一不可，共同构成《伤寒论》的辨证体系。实践证明，既辨病所，又辨病性，是临床辨证的两个重要环节，必须紧密联系，综合运用。然而，临证时通过高度概括的六经与八纲进行辨证，只能得出相对笼统的病机概念。因此，在具体辨证时，张仲景又提出了"瘀血""水气""荣卫""上焦""中焦""下焦"等有关病机和病位的概念，有时则直接提出病变脏腑。所以，后世的卫气营血辨证、三焦辨证、脏腑辨证等，实际是六经辨证内容的引申和发展。由于卫气营血与三焦辨证符合温病病情发展变化的规律，作为温热病的辨证纲领，确实有利于温病的辨证治疗。然而，这些辨证方法的发展，并未脱离辨证的共性，即六经与八纲，也不可能完全离开。所以，对各种辨证方法缺乏深入认真的研究，循名而不责实，满足于现成的结论，才导致对六经辨证的片面认识。

另外，还要认识到，《伤寒论》在六经与八纲构成的辨证体系之外，还有一个伟大创造，就是辨"方证"。由于《伤寒论》的方剂，大多组方精简，配伍严谨，方证结合紧密，针对性强；只要方与证合，则收效卓著。所以，"以方名证"，亦是《伤寒论》的一大特色。张仲景在论中明确提出了"桂枝证""柴胡证"等，以示人《伤寒论》是有证必有方的治疗体系，为辨证治疗学另辟了一条新的途径。后人根据这一精神，运用《伤寒论》诸方，取得了新的良好效果，使经方的运用范围不断扩大。如柯琴在论及桂枝汤的临床适应证时，提到"愚常以此汤治自汗、盗汗、虚疟、虚痢，随手而愈，因知仲景方可通治百病"（《伤寒附翼·桂枝汤》），足见《伤寒论》辨证论治理论的科学性和实用性。

总之，《伤寒论》的辨证理论极为丰富，既有辨"病所"与"病性"的共性辨证内容，又蕴含着个性辨证精神，可谓是辨证理论的基础和轨范，对临床各科都具有指导性意义。只因《伤寒论》之书名，遂将六经辨证理论，专属于狭义之伤寒，实是天大的误解，必须予以澄清。柯琴堪此重任，在"六经专主伤寒"已成定论之时，能勇敢地提出"六经为百病立法"的观点，深入地阐发六经辨证的重要价值，以回应当时因循旧说而不加研究的学术现状。

（3）杂病之治，亦宗六经

柯琴在《伤寒论翼》首篇《全论大法》中说："按仲景自序言作《伤寒杂病论》合十六卷，则伤寒、杂病未尝分两书也。凡条中不冠伤寒者，即与杂病同义。如太阳之头项强痛，阳明之胃实，少阳之口苦、咽干、目眩，太阴之腹满吐利，少阴之欲寐，厥阴之消渴、气上撞心等症，是六经之为病，不是六经之伤寒，乃是六经分司诸病之提纲，非专为伤寒一证立法也。"开篇即揭示了全论立法大旨，六经为病，"乃是六经分司诸病之提纲，非专为伤寒一证立法"，可谓精义独到，自具远见卓识。六经病是张仲景从纷繁复杂、千变万化的病候中，根据邪气之微甚，正气之强弱，脏腑经络、营卫气血之反应，将三因、四诊、八纲、八法综合运用，而确定的六大证候系统，是对人体内在变化共性的高度概括，所以，治伤寒宗此，治杂病亦如是。以《金匮要略》所载方证为例，《痉湿暍病脉证》篇有刚痉无汗，用葛根汤发汗；湿家身烦疼，用麻黄加术汤宣表，皆从表病治。《痰饮咳嗽病脉证并治》篇的溢饮证用大、小青龙汤，《水气病脉证并治》篇的风水证主以越婢汤，亦皆隶属于太阳范畴，故按表病之治而施以汗法。再如《黄疸病脉证并治》篇有"诸黄，腹痛而呕者，宜柴胡汤"，是从少阳治；《腹满寒疝宿食病脉证并治》篇有"腹满不减，减不足言，当须下之，宜大承气汤"，是从阳明腑证治。三阳如此，三阴亦然，证虽万殊，理实一致，皆有六经规律于其中。所以，世人所谓的"伤寒法难明，伤寒方难用"《伤寒论》所论为外感，而不涉他病"，殊非是也，《伤寒论》中所言，即是明证，可见柯琴之说深合张仲景之本义。

柯琴又列举《伤寒论》所载证候，说明伤寒、杂病合论的事实。如其云："结胸、脏结、阳结、阴结、瘀热发黄、热入血室、谵语如狂等证，或因伤寒，或非伤寒，纷纭杂沓之中，正可以思伤寒杂病合论之旨矣。盖伤寒之外皆杂病，病名多端，不可以数计，故立六经而分司之。伤寒之中，最多杂病，内外夹杂，虚实互呈，故将伤寒杂病合而参之。正以合中见泾渭之清浊，此扼要法也。"(《伤寒论翼·全论大法》)此段论述是该篇的精义所在，柯琴之言颇为醒目，发人深思，其主要用意是阐发张仲景将伤寒与杂病合论之事实及必要性，并提出辨证治疗皆有六经的共性规律。从《伤寒论》中可以看出，伤寒之外多杂病，而杂病又往往出现于伤寒病中，或由外感引发。如《伤寒论》177条："伤寒，脉结代，心动悸，炙甘草汤主之。"临床上，脉结代、心动悸之病，多源于心脏之宿疾，当属杂病范畴。但该条原文句首冠以"伤寒"，意指脉结代、心动悸之病，多由外感引发。结合临床，确有患者患感冒发热之后，而引起心悸宿疾加剧者；更有询问病史，本无此病，而因患外感后出现脉结代、心动悸之病者。所以，伤寒、杂病，或者相兼，或互为影响，临床当综合全部证候，结合内外各种因素，细为审辨，正是柯琴所谓伤寒杂病合参之旨。

汉代对疾病的分科，尚无内、外、妇、儿等专科之称，当时对外感发热的急性热病，皆称为伤寒；对伤寒以外的，包括许多慢性病在内的诸多病证，都称之为杂病。伤寒与杂病，本来是两种不同的发病形式，但张仲景把它们共揉一书之中，相提并论，相互渗透，有这样几方面的原因：首先，疾病的发生，因伤寒单纯发病者少，而与杂病相兼者多，所以将伤寒与杂病合论则更为全面；其次，人的体质有强弱，感邪有轻重，发病亦各异，但内因是变化的根据，脏腑的寒热虚实是辨证之要，只论伤寒，不论杂病，则不能曲尽辨证之长；另外，从临床实际来看，病人常常先患它病，后感伤寒，内伤外感，病情杂沓，难求一致，无法仅用伤寒一种发病形式而涵盖诸病。所以，柯琴的"伤寒之外皆杂病，病名多端，不可以数计，故立六经而分司之"(《伤寒论翼·全论大法》)这一说法，正是反映了张仲景以六经辨证统摄伤寒与杂病这一事实。而且，还应该看到，张仲景在六经辨证中，六经病提纲皆为"某经之为病"，而不是某经之伤寒，也意味着把百病兼赅于六经之中而不离其范围；辨证只在六经上求根本，而不在病名上求枝叶，突出了六经辨证的广泛指导意义。《伤寒论》是论病之书，非为伤寒一病而设；"伤寒在前，杂病在后"，以及"十卷论伤寒，六卷论杂病"的说法，自然不能成立。柯琴"六经为百病立法"的观点，确实是抓住了《伤寒论》六经辨证的主要精神。我们学习《伤寒论》的目的，也是在于学习它的辨证论治方法，绝不可降格以求满足于辨伤寒之一类病证。

从治疗的角度来看，《伤寒论》中"急则治标，缓则治本，攻补兼施，祛邪扶正，调和阴阳，治病求本"等治疗原则，同样也都适用于杂病。《伤寒论》所载方药的治疗作用，也是多方面的，非专为外感而设。如柯琴在讨论桂枝汤之用时说："愚常以此汤治自汗、盗汗、虚疟、虚痢，随手而愈。因知仲景方可通治百病，与后人分门证类，使无下手处者，可同年而语耶？"（《伤寒附翼·桂枝汤下》）在麻黄汤方论中，柯琴云："此为开表逐邪发汗之峻剂……予治冷风哮与风寒湿三气成痹等证，用此辄效，非伤寒一证可拘也"（《伤寒附翼·麻黄汤》）。由此可见，《伤寒论》的方药，并不是一方只治一症，也不是一药仅治一病，更非专为外感病治疗之用方。

从脏腑经络病机角度来探讨，伤寒与杂病亦有许多相同的地方。例如，病在阳明胃者，多属实证、热证；病在太阴脾者，多属虚证、寒证。故柯琴在《伤寒论翼·全论大法》中说："盖伤寒之外皆杂病，病名多端，不可以数计，故立六经而分司之。伤寒之中最多杂病，内外夹杂，虚实互呈，故将伤寒杂病而合参之。"总之，柯琴认为《伤寒论》并不是单纯研究外感病的，而是"能令百病兼赅于六经"，即包括杂病在内的分证方法。

自柯琴提出"六经为百病立法"，以六经作为辨证诊断与治疗的纲领，广泛见于古今医家临床诊疗实践中。现代中医名家，如蒲辅周、岳美中、金寿山、李培生等，都以擅用六经理论治疗疑难病症而享有盛名。再如，范中林治疗内科杂病，陈达夫治疗眼科病，李树勋治疗儿科病等，也都是以六经辨证理论为指导。掌握并熟练应用六经辨证理论，确有重要的临床指导价值。

（4）温病辨证，不离六经

温病为广义伤寒之一，《伤寒论》中包含了一切外感病的治疗法则，温病亦在其中。后世温病学，虽然已形成卫气营血、三焦辨证体系，但并未完全离开六经。柯琴读书深入，参透张仲景之意，认为《伤寒论》中原文，合于温病证治者实不在少数，从而提出"温病证治，散见六经"（《伤寒论翼·温暑指归》）的观点。柯琴此论意使人明确，张仲景本《内经》《难经》之旨而著《伤寒杂病论》，绝不会持偏见而立论，伤寒与温病当兼赅于六经辨证之中。

《伤寒论》原文第 6 条："太阳病，发热而渴，不恶寒者，为温病"，论述了太阳温病的主症。早在《黄帝内经》中，即对温病的脉证治法予以详细的论述，但学者多不得其要领。柯琴一语中的，认为"仲景独挈发热而渴不恶寒者为提纲，悉温病之底蕴"（《伤寒论翼·温暑指归》）。柯琴对此条的注释寓意深刻，他说："太阳一经，四时俱能受病，不必于冬。人之温病，不必因于伤寒，且四时俱能病温，不必于春。推而广之，则六经俱有温病，非独太阳一经也"（《伤寒论注·太阳脉证》）。其"四时俱能病温""六经俱有温病"之说，用意颇精，言而有证。后世温病学，是从《伤寒论》发展而来，其辨证也有六经的普遍规律。但温病又有其独特的证治特点，在六经、八纲基础上，还要结合卫气营血、三焦等辨证方法，以明确具体的病位和病性。所以，柯琴"六经俱有温病"之论，实是点明温病辨证也有六经规律可循，示人临证当综合互参，方为全面。

柯琴根据温病的证候特点，提出"阳明为成温之薮"的论点，成为运用六经辨证理论阐释温病证治规律的典范。其在《伤寒论翼·温暑指归》中说："夫相火寄甲乙之间，故肝胆为发温之源；肠胃为市，故阳明为成温之薮。阳明始虽恶寒，二日即止，即不恶寒而反恶热，此亦病伤寒而成温之一征也。"其"肝胆为发温之源，阳明为成温之薮"的论断，可谓至理名言，温病重点大抵不外如此。柯琴认为，"胃为戊土，位处中州，表里寒热之邪，无所不归，无所不化，皆从燥化而为实，实则无所复传，此胃家实所以为阳明之病根也"（《伤寒论注·阳明脉证上》）。阳明主里，阳明病从燥化，胃实热盛，正值阳热盛极阶段，故"始虽恶寒，二日自止"一句，最能道破阳明发病之本质。六经受病，皆可从阳明燥化而为实，故张仲景有"阳明居中，主土也，万物所归"之喻，也正基于此，柯琴提出"阳明为成温之薮"之论。《伤寒论》中，对阳明病治以清、下两法，若清、下太过，最易传入三阴。又如，柯琴指出亦有胃虚而邪由阳明转属太阴之例，故对"无所复传"之说，必须灵活看待。后世医家陆九芝亦赞同柯琴之说，他在《世补斋医书·温热病说三》中有言："温病者，阳明也。""病之始自阳明者为温，即自太阳而已入阳明者亦为温"。陆九芝认为，温病学派各家之说虽众，且自出机杼，娓娓动听，却无不是将他经或他证来代替阳明而说辞，仿佛各有一理，而不知"阳明为成温之薮，古来皆无异说，皆以《伤寒论》阳明方治"（《世补斋医书·温热病说三》）。陆九芝又对一些治温名家的经验方做了深入分析，指出这些治疗温病的名方皆不外《伤寒论》的治阳明病方。如对于杨栗山的治瘟疫十五方，陆九芝分析说："特将僵蚕、蝉蜕之不担重任者，加入芩、连、膏、黄方内，使人看似杨氏新方，而又不知不觉已暗将《伤寒论》方参入"（《世补斋医书·温热病说三》）。由此可见，柯琴之论，确属阅历之语，其对瘟病学发展的影响深远，自在意料之中。

　　《伤寒论》确定的辨证施治原则，是后世温病学发展的基础。其中不少治疗方药，在温病治疗中亦广泛应用。柯琴在《伤寒论翼·温暑指归》中，指出《伤寒论》中的治温之法："温邪有浅深，治法有轻重。如阳明病，脉浮发热，渴欲饮水，小便不利者，猪苓汤主之；瘀热在里不得越，身体发黄，渴欲饮水，小便不利者，茵陈汤主之；少阴病，得之二三日，口燥咽干者，大承气汤急下之；厥阴病，下利，欲饮水者，白头翁汤主之。此仲景治温之大略也。"诚如柯琴所言，温热邪气有浅深，治疗方法亦有轻重，《伤寒论》专于外感病治疗，且规模篇幅巨大，除了柯琴所说的治温数方之外，其他如麻杏甘石汤、葛根芩连汤、栀子豉汤、陷胸汤、泻心汤、黄芩汤、白虎汤、承气汤、黄连阿胶汤、竹叶石膏汤等方，后世治温诸书，亦多以此为圭臬，可见柯琴之说言之有据。

柯琴认为，六经之中包含了众多温病治疗的实际内容。如《伤寒论翼·风寒辨惑》云："其清火、凉解、吐、下等法，正为温暑、时疫而设；所以治热，非以治寒，治热淫于内，非治寒伤于表也。"温热时疫，古时皆谓之伤寒，《伤寒论》中治疗之法已备，如白虎汤、三承气汤、栀子豉汤及含芩、连等方，皆可为用。后世《温病条辨》《温热经纬》等治温诸书，皆以此为宗。柯琴指出当时医家的错误认识，对"仲景治温治暑，必另有法治，今遗失而无征"（《伤寒论翼·风寒辨惑》）之说，予以强有力的否定；再次强调一部《伤寒论》包罗万象，从此书则无复他求，张仲景方能治伤寒，亦能治温热。

麻杏甘石汤，为温病初起邪热闭肺证的治疗用方。柯琴认为此方是"温病发汗逐邪之主剂"。指出"是方也，温病初起，可用以解表而清里。汗后可复用，下后可复用，与风寒不解而用桂枝汤同法。仲景因治风寒汗下不解之证，必须桂枝，故特出此凉解之义，以比类桂枝加厚朴杏仁汤证，正与风寒、温病分泾渭处，合观温病提纲，而大旨显然矣"（《伤寒附翼·麻黄杏仁甘草石膏汤》）。温病初起与风寒在表之证，证候不同，治法各异。温为热之渐，虽属初起，治法亦当从"热者清之"着手，麻杏甘石汤辛凉清宣，温病初起，自可斟酌使用。同时，柯琴还指出："麻杏甘石汤

是大青龙汤之变局，白虎汤之先着。"（《伤寒附翼·麻黄杏仁甘草石膏汤》）
其将麻杏甘石汤与大青龙汤、白虎汤加以鉴别，以示人此三方是温病从表
寒发展至阳明气分大热的不同阶段的治疗用方。三方同用石膏，但因所主
之病证候不同，治法不同，故配伍用药亦有所不同。柯琴谓麻杏甘石汤治
温病表里之实，白虎加人参汤治温病表里之虚，二者对比，以突出温病不
同阶段的治疗法则不同，自有道理。白虎汤与白虎加人参汤，是阳明气分
热证之主方，二方清热泻火，益土生金，为温热病常用的有效方剂。柯琴
认为，白虎剂为"清肃气分之剂也"。进而指出："若壮盛之人，元气未伤，
津液未竭，不大渴者，只须滋阴以抑阳，不必加参而益气。若元气已亏者，
但用纯阴之剂，火去而气无由生。惟加人参，则火泻而土不伤，又使金能
得气，斯立法之尽善。"（《伤寒附翼·白虎加人参汤》）对两方应用之区别，
做了很好的诠释。

　　柯琴在《伤寒论翼·厥阴病解》中指出："厥阴提纲是温病……故渴欲
饮水，若不恶寒，当作温病治之。要知温乃风木之邪，是厥阴本病，消渴
是温气之本，厥利是温病之变。"柯琴根据消渴、心中疼热等表现，认为
《伤寒论》厥阴病提纲是为温病治疗而设，为温病治疗提供了六经辨证思
路。但温病固有属于厥阴者，而厥阴病亦可由风寒外感而来，若只拘于一
面，尚属偏见之言。

　　除此之外，温病学创立的诸多治法，亦与六经方证密切相关。如"通
阳不在温，而在利小便"之说，似可认为从《伤寒论》太阳之五苓散证悟
出；温病常用之辛开苦降法，亦源于《伤寒论》寒热错杂之泻心诸方；甘
寒养阴之法，亦效仿张仲景之白虎加人参汤、竹叶石膏汤等方；凉血散瘀、
咸寒救阴等法，亦自《伤寒论》黄连阿胶汤方加减化裁而得。关于治温诸
法，张仲景实早启其端。柯琴对此认识深刻，在其论中亦多有阐释。当然，
后世的芳香化浊、宣窍解毒等治温诸法，实属补《伤寒论》治温之不足，

必须予以肯定。

温病学派的代表人物，如叶天士、吴鞠通等，在其著述中，也都有诸多运用六经辨证诊治疾病的实例。如叶天士在其代表作《外感温热篇》中多次提及六经，诸如"里结于何？在阳明胃与肠也""防是阳明胃实""恐其中有湿聚太阴为满""以冲脉隶属阳明也"等，均以六经阐释疾病病机。在其存世的内科医案中，也每以六经分析病机。如中风一案，有"厥阴内风，乘阳明脉络之虚"；肝风案有"少阳上聚为瘕，厥阴下结为疝"；眩晕案有"厥阴上干，久则阳明失降"；虚劳案有"太阴脾脏日削，自然少阳胆木来侮"等。在确定治法与阐释药物配伍时，也往往援引六经。如"议少阳阳明同治法""治在太阴厥阴""白术补太阴，厚朴通阳明，当归补厥阴，丹皮泄少阳"等。吴鞠通在其代表作《温病条辨》中，也多次提及六经，除太阳病名外，还有"太阴温病""阳明温病""少阴温病"等病名。他在阐释病机时，亦有"暑邪深入少阴""暑邪深入厥阴""阳明湿温""太阴脾疟"等称谓，无疑是将温暑诸名增于六经之下，可见其诊治疾病亦宗六经。《吴鞠通医案》中收载诸多其用经方治疗疑难症、危重症的医案，足见其擅用经方并积累了诊疗经验。由此可见，叶天士、吴鞠通等温病学家，非但不否定六经，未将六经专属于外感风寒范畴，而是广泛地运用六经，主张无论内伤、外感病，皆循六经规律而辨证施治，且对六经理论有较多的发挥。后世温病学家实是在继承《伤寒论》辨证论治的学术思想基础上，大大发展了伤寒学说，赋予温病学以新的内涵。因此，温病学与《伤寒论》，在学术上实是一脉相承而不可分割的，二者理论体系中皆有六经辨证的共性规律。

3.阐发张仲景脉法

脉诊是中医学"四诊"之一，与望、闻、问三者密切配合，成为中医学辨证论治不可缺少的诊断依据。柯琴对脉学研究的贡献，也是其基于

《伤寒论》研究的重要学术成就。柯琴对张仲景脉法的阐释可谓深得其要，在《伤寒论翼》中设有《平脉准绳》专篇讨论脉法，《伤寒论注》亦载有脉法相关原文，集中体现在《伤寒总论》一篇，其脉法研究的突出成就，即基于阴阳之纲，而立"对看""正看"等辨脉六法，将张仲景脉法辨证精神展现给后人。

（1）崇古非今，批判脉法之繁

柯琴在《平脉准绳》开篇，先介绍了脉学的发展情况。其指出："上古以三部九候决死生，是遍求法；以人迎、寸口、趺阳辨吉凶，是扼要法。自《难经》独取寸口之说行，人迎、趺阳不参矣。气口成寸，为脉之大会，死生吉凶系焉，今所传者只此耳。"三部九候，是古时的全身通诊法，在公元前 500 年前后，扁鹊时代即开始应用。诊脉的方法源于扁鹊之说，司马迁《史记·扁鹊仓公列传》中就有记载，如"今天下言脉者，由扁鹊也"。《淮南子·泰族训》有云："所以贵扁鹊者，非贵其随病而调药，贵其撄息脉血知病之所从生也。"可见扁鹊脉法有丰富的内容和相当高的准确性。随着脉理渐明，又限于封建礼教的影响，初期的遍诊法，遂由博转约，而有人迎、寸口、趺阳三部合参法。至秦越人著《难经》，以寸口为脉之大会，手太阴之脉动，死生吉凶系焉，独取寸口的诊脉法，最为简明扼要，而为脉学之发展。

观《伤寒论》和《金匮要略》，张仲景的诊脉法，未完全遵循古时的遍诊法，亦与《难经》之独取寸口有别，而是寸口、趺阳、少阴三部并用。如外感诸病，只诊寸口；脾胃之病，即诊趺阳；肾病和妇人病，又多诊少阴脉。掌握张仲景脉法，不但能候出疾病之病因、病位、传变、愈后等，诊脉亦即是辨证的过程。陶弘景在《本草经集注·序例注》中，言张仲景"善诊脉，明气候，以消息之耳"，对张仲景脉法予以较高的评价。继张仲景之后，王叔和撰《脉经》，其将自古相传的脉学知识，结合自身的实践经验，将脉学理论进行了一次整理。如《脉经》序说："今撰集岐伯以来，逮于华佗，经论要决，合为十卷。百病根原，各以类例相从，声色证候，靡不该备。"王叔和在《脉经》中，首次列出二十四种脉的名称和脉形，即浮、芤、洪、滑、数、促、弦、紧、沉、伏、革、实、微、涩、细、软、弱、虚、散、缓、迟、结、代、动脉。此二十四脉的问世，可以说是脉学上的一大进步，使后学者有法可循，延至今日仍为临床上的脉诊依据。所以，张仲景《伤寒杂病论》，王叔和《脉经》，虽三部合参，犹存矩矱；而独取寸口，大多以之为宗。至孙思邈著《千金翼方》，将革脉改为牢脉。《脉诀》去数脉和散脉，而加长、短二脉，仍为二十四脉。至明代李时珍著《濒湖脉学》，又收罗了长、短、牢，共计二十七脉。至明末清初之际，医家多有论脉著作问世，虽各有心得，大抵不出王叔和《脉经》的范围。

在此基础上，柯琴在《伤寒论翼·平脉准绳》中，对以往诸家脉法评价说："自有《脉经》以来，诸家继起，各以脉名取胜，泛而不切，漫无指归。"其对各家论脉不精究诊法，而喜在脉名上做文章，深表不满。认为"在诊法取其约，于脉名喜其繁"的做法，即如张仲景所云："驰竞浮华，不固根本。"应当看到，在张仲景《伤寒杂病论》基础上，王叔和《脉经》得以循其遗辙，论脉之法繁至二十四种，其后代有发明者更多，脉名广泛而不切合实用，范围漫无边际，不能统一的情况确有存在。但从另一方面来看，亦不排除诸家于脉法研究各有心得，于临床实践或有所裨益之成就。所以，柯琴之言未免过于崇古而非今，其主张的阴阳两纲兼赅十脉，虽是张仲景脉法的核心内容，但临床疾病所见脉象非此十脉所能尽括，"脉名之繁"系临床必需，非如柯琴所言，学者不可不知。

（2）辨脉六法，基于阴阳两端

柯琴对张仲景论脉之宗旨，加以高度的概括。指出"仲景立法，只在脉之体用上推求，不在脉之名目上分疏。故以阴阳为体，则以浮、大、动、滑、数为阳之用，沉、涩、弱、弦、迟为阴之用"（《伤寒论翼·平脉准绳》）。又云："体用之间，见脉之变化，而致病之因与病情之虚实、病机之转移，亦随之而见，全在诊者指法之巧，与看法之细耳。"（《伤寒论翼·平脉准绳》）诚如其所言，临床辨证抓住脉之大、浮、动、滑、数为阳，沉、涩、弱、弦、迟为阴，而又以脉合证，以证参脉，别其体用，明其常变，万千疾病虽不同，而均可由此明辨，治疗自然有的放矢，而不致偏差。

柯琴认为，"脉理浩繁，大纲不外名阳名阴之十种。阴阳两分，自成对峙；阴阳配偶，惟见五端。浮沉是脉体，大弱是脉势，滑涩是脉气，动弦是脉形，迟数是脉息，不得概以脉象视之也（《伤寒论翼·平脉准绳》）"。其所谓阴阳配偶，是基于脉体、脉势、脉气、脉形、脉息五方面。分而言之，以浮沉为脉体，因浮为脉在肉上行，沉则重按至筋骨乃得；浮脉主病多为在上，在表或在腑；沉脉主病多为在下，在里或在脏。大弱是脉势，因大为阳盛，其脉洪而盛，主有余之病；弱为正虚，其脉来软而细，主不足之病。因滑脉往来流利，如盘走珠，其气来有余；涩脉去来蹇涩，叁伍不调，其气来不足，故以滑涩为脉气。动脉为数而见于关上下，无头尾，如豆大，厥厥动摇；弦脉则如张弓弦，按之不移，故以动弦为脉形。数脉一息六至，去来数急；迟脉一息三至，往来迟缓，此以息而分，故迟数为脉息。抓住脉之体、势、气、形、息五端，则推之阴阳十脉尽在掌握之中，可谓颇得要领。

柯琴围绕"脉有阴阳""浮大数动滑名阳，沉涩弱弦迟名阴"之理，将脉法中阴阳对峙、阴阳转化、阴中有阳、阳中有阴等理，立"对看""正看""反看""平看""侧看""彻底看"等法，阐发阴阳为纲的多角度辨脉法。现将《伤寒论翼·平脉准绳》中辨脉六法原文列于下。

①对看法

有浮即有沉，有大即有弱，有滑即有涩，有数即有迟。合之于病，则浮为在表，沉为在里，大为有余，弱为不足，滑为血多，涩为气少，动为搏阳，弦为搏阴，数为在腑，迟为在脏。此对看法也。

②正看法

浮、大、动、数、滑，脉气之有余者为阳，当知其中有阳胜阴病之机；沉、涩、弱、弦、迟，脉气之不足者为阴，当知其中有阴胜阳病之机。此正看法也。

③反看法

夫阴阳之转旋也，有余而往，不足随之；不足而往，有余从之。故其始也，为浮、为大、为滑、为动、为数；其继也，反沉、反弱、反涩、反弦、反迟，此是阳消阴长之机，其病为进。其始也，为沉、为弱、为涩、为弦、为迟；其继也，微浮、微大、微滑、微动、微数，此是阳进阴退之机，皆病为欲愈。此反看法也。

④平看法

浮为阳，如更兼大、动、滑、数之阳脉，是为纯阳，必阳盛阴虚之病矣。沉为阴，而更兼弱、涩、弦、迟之阴脉，是为重阴，必阴盛阳虚之病矣。此为平看法。

⑤侧看法

浮而弱、浮而涩、浮而弦、浮而迟者，此阳中有阴；其人阳虚，而阴脉伏于阳脉中也，将有亡阳之变，当以扶阳为急务矣。如沉而大、沉而滑、沉而动、沉而数者，此阴中有阳，其人阴虚，而阳邪下陷于阴脉中也，将有阴竭之患，当以存阴为深虑矣。此为侧看法。

⑥彻底看法

浮、大、动、滑、数之脉体虽不变，始为有力之强阳，终为无力之阳微，知阳将绝矣。沉、涩、弱、弦、迟之脉，虽喜变而为阳，如急见浮、大、动、滑、数之状，是阴极似阳，知反照之不长，余烬之易灭也。是为彻底看法。

辨脉六法的提出，是柯琴从脉象的正、反两方面，分析张仲景"脉有阴阳"的含义。这一规律，与《黄帝内经》的记载是一致的。据《素问·天元纪大论》记载，阴阳二气"有余而往，不足随之；不足而往，有余随之；知从知随，气可与期"。这种阴阳相对理论，提示了脉气亦有盛衰；通过对脉象的观察，可以辨明脏腑的虚实、阴阳的消长，以候疾病的吉凶，才能在诊断和治疗上指挥若定。由此可见，柯琴对《黄帝内经》和《伤寒论》理论研究的深入，其理论依据均来源于经旨。尤在泾对柯琴论脉之法予以如下评价："柯氏因阴阳十脉，而立对待正看六法，曲尽其变，几无遁形矣。"（《医学读书记·柯氏伤寒论翼辨》）

（3）浮沉迟数，四大纲脉

《伤寒论·辨脉法》曰："寸口脉浮为在表，沉为在里，数为在腑，迟为在脏。"《伤寒论翼·平脉准绳》曰："仲景表里脏腑之法，则又以浮沉迟数为大纲"。进而指出："浮沉是审起伏，迟数是察至数，浮沉之间，迟数寓焉。"（《伤寒论翼·平脉准绳》）浮脉轻按即得，沉脉重按乃应，故浮沉是审脉之起伏。迟脉一息三至，数脉呼吸六至，故迟数为察至数。凡脉不浮不沉而在中，不迟不数而五至，指下自然有一种悠扬徐和之感，即是所谓的平脉，是有胃气的表现。在此基础上，若指下一见浮、沉、迟、数之象，则为病脉。柯琴基于表里、脏腑之别，以浮、沉、迟、数为纲，深得张仲景脉法之要义。浮、沉、迟、数，其本身虽无表里、脏腑之分，但对病位所属、病变所在，若以阴阳相对之理而推之，则有阳表阴里、腑阳脏阴之说。合之于脉，则有浮为在表、沉为在里、数主腑病、迟主脏病的脉象主病说。又因为浮沉之间，又各有迟数，再进而推衍种种不同之病变。

柯琴充分肯定浮、沉、迟、数脉的纲领地位，言"脉状种种，总该括于浮、沉、迟、数。然四者之中，又以独浮、独沉、独迟、独数为准则，而独见何部，即以其部定表里、脏腑之所在，病无遁情矣"（《伤寒论翼·平脉准绳》）。结合张仲景本论，可证柯琴此说还是恰当的。

如浮脉主表，病自亦在表，故太阳病以脉浮为提纲。又因体质差异，病邪有别，所以浮脉亦有但浮、浮紧、浮缓、浮数之不同，总以脉浮为主，治以辛散太阳之邪为急务。至于阳明病白虎汤证的"脉浮滑"，是里热蒸腾，迫于肌表；少阴病四逆证的"脉浮而迟"，为表邪内陷，里寒外热之征象；厥阴病的"脉微浮为欲愈"等诸证，其寒热虚实之辨，死生吉凶之差，虽各不相同，但均以脉浮所系，主表是其大纲。

沉与浮相对，沉为里，主病自亦在里。具体有太阳病实证多传阳明，而见脉沉实，以下解之；虚证多传少阴，故"少阴病，脉沉者，急温之"（323 条）。所以，脉沉虽主里，但因病有阴阳虚实之别，其证候和治疗自有差异。对于脉沉而兼表证，又当视邪正消长情况，而定表里先后治则。如《伤寒论》301 条："少阴病，始得之，反发热，脉沉者"，为太少两感之证，当表里双解，治以麻黄细辛附子汤解表温里；92 条："病发热头痛，脉反沉"，为阳气不振，则当救其里，治以四逆汤，急温肾阳为先。所以，脉沉虽有种种，而主里是其大纲。

数脉主热属阳，主腑病。《伤寒论》原文有"病人脉数，数为热，当消谷引食"（122 条）。数脉之中又有不同，如浮数主表热，麻黄汤、桂枝汤诸证，即间有脉浮而数者；沉数主里热，如阳明病里热亢盛，白虎汤、承气汤诸证，有见脉沉而数急之象者。还有数为客热，外似有余，内实不足的情况，如张仲景所谓"胃中虚冷"（122 条），或真寒假热之证，阴霾四布，残阳欲脱，脉亦有一息七八至者，系胃气无余，真阳发露之脉。故数脉有病在脏者，而主腑是其大纲。

迟脉主寒属阴，主脏病。浮迟主表寒，如"阳明病，脉迟，汗出多，微恶寒者"（234 条），治以桂枝汤。沉迟主里寒，如"伤寒脉迟六七日，而反与黄芩汤彻其热"（333条），原为脉沉迟的里寒之证，误与黄芩汤，而为除中。"阳明病，脉迟，食难用饱"，此脉迟是阳虚有寒湿之象。又如，62条"发汗后，身疼痛，脉沉迟者，桂枝加芍药生姜各一两人参三两新加汤主之"；225条"脉浮而迟，表热里寒，下利清谷者，四逆汤主之"等，虽属迟脉，但浮沉有异，主病不同，关乎脏气不足、营卫不畅的病机，显然一致。阳明病脉迟用大承气汤（208条），是燥屎内结，实热阻滞，脉虽迟，必应指有力，与虚寒之迟，自不相同。此燥热过亢，脏阴消灼，故用下法以泻热救阴。可知脉迟虽有病在腑者，而主脏是其大纲。

柯琴强调，浮、沉、迟、数四大纲脉，必以明确各自脉象特征和主病为准则，然后才能明辨相互参见之脉所病者何。柯琴所谓"独见何部，即以其部定表里脏腑之所在"，可以征引《伤寒论》中原文以说明之。如论中154条："心下痞，按之濡，其脉关上浮者"，浮脉见于关上，为阳热在中、上二焦，临床所见以心、胃之热较盛，故治以大黄黄连泻心汤泻热消痞；又如50条："假令尺中迟者，不可发汗，何以知然？以荣气不足，血少故也。"迟脉见于尺部，尺以候里，迟为营血涩滞不足之象，故为里虚之征，虽有表邪，也忌用汗法，以免伤营劫阴之变。结合临床所见，浮、沉、迟、数脉独见者少，而相互参见者多矣。柯琴之言启发后人，诊法最关键的是，必本之于病，合之于脉，即柯琴所谓"以病为体，以脉为用"，则虽证候万千，脉状复杂，自能得心应手。

（4）以病为体，以脉为用

对于上述阴阳十脉，表里脏腑四诊，偏重于讨论脉理，柯琴认为是从脉之体用而说。观《伤寒论》各篇篇名，皆冠以"××病脉证并治"，平脉辨证，绝不能离开证而孤立地言脉，故柯琴提出诊法之体用，当"以病为体，以脉为用"，否则脱离实际，与病候不合，是为脉而论脉。随后，柯琴以浮脉为例，进一步说明"以病为体，以脉为用"的诊法特点，读者可以从中会意。

　　脉浮主病在表，为太阳主脉，然必见恶寒发热之表证。临床所见又因种种因素，而有脉但浮、浮缓、浮紧、浮数等差异。若脉但浮，见于寸、关、尺三部，则较为单纯，内无太过与不及之病。此种情况，柯琴谓"病脉中平脉"，则可以用麻黄汤或桂枝汤发汗而解。柯琴认为，此脉浮只是脉体之正面，因六气伤人不同，脉象固有种种差异，医者当于浮中审其强弱，见于何部，及是否有迟数、紧缓、滑涩、弦芤等相兼脉象，则病情又各不相同。如《伤寒论》中有"阳浮而阴弱""阴阳俱紧""阴阳俱浮""寸脉浮，关脉沉""寸脉浮，关脉小细沉紧"等。必须根据具体情况，斟酌其表里虚实病机，不可一概而论。柯琴在《伤寒论注·太阳脉证并治》篇，收载《伤寒论》原文："太阳病，关节疼痛而烦，脉沉而细者，此名湿痹。"对于"脉沉而细"，柯琴认为系"太阳变脉"。指出此条太阳病，是风寒湿中于肌腠，流于关节，湿痹不化，阳郁不宣所致；因湿性重浊而主凝闭，故脉沉而细，与太阳之主脉浮者不同。进一步指出："太阳之脉，从风则缓，从寒则紧，从湿则细，伤上则浮，伤下则沉。当因证而合脉，无据脉而断证。"（《伤寒论注·太阳脉证》）柯琴此说颇为精当，实为平脉辨证之要诀。

　　临床所见证候万千，脉象繁杂；或脉证相合，或脉证相异；或阳证见阴脉，或阴证见阳脉；或阳中有阳，或阴中有阴。其治疗皆当脉证合参，以病为体，以脉为用；既有定法，又有活法；临证既不能刻板执中，又不可随意而无权。种种法度，读者皆可于柯琴脉法阐释中，领会张仲景平脉辨证之精义。

4.合病并病释义

　　疾病的发展过程，即是邪正抗衡的力量对比过程。病邪传变，多错综复杂，所产生的证候，自然不可能整齐划一。故六经病中，有合病并病，有兼夹之证。《伤寒论》于六经分证之外，另有"合病""并病"之论，即是张仲景针对某些病机善变、病情复杂的疾患，所设立的辨证施治方法。《伤寒论》中所列之证候，多有合病、并病之实，而合病、并病之名却言之甚少，须知张仲景当时，不过画龙点睛，聊示一隅，学者当从中反复推求。柯琴对此立专篇加以阐发，既明示合病、并病之意，又启发后人准确把握疾病的发展传变规律，辨清疾病的进退缓急之势。

（1）病有合并，当互参之

柯琴在《伤寒论翼·合并启微》开篇，即申明张仲景设合病、并病之意，如"病有定体，故立六经而分司之；病有变迁，更求合病、并病而互参之。此仲景立法之尽善也"。疾病虽各不相同，但有一定的发病规律可循。故根据其阴阳之所属，脉证之异同，立六经病而分司之。又由于疾病的变化不定，而不能呈现千篇一律之势，故又立合病、并病以说明之。所以，合病、并病补充了六经辨证在疾病发展中的整个复杂过程。因此，必审疾病之合与不合，并与不并，然后决定其治法。诚如柯琴所言："若不于合并病参之，安知病情之变迁如此，而为之施治哉！"（《伤寒论翼·合并启微》）

（2）合并不同，病有相关

"合""并"二字，虽常常相提并论，但二者的含义又有所不同。柯琴解释说："并病与合病稍异者，合则一时并见，并则以次相乘。"（《伤寒论翼·合并启微》）其说甚为恰当，且易于理解。合病为二经或三经之病一齐俱见，并病则二经之病，一先一后，陆续而发。以太阳病为例，若头项强痛未罢，而见脉弦、眩冒、心下痞硬等症，即属太阳少阳并病；在此基础上更见谵语，便是三阳并病。而合病则同时并见，如"太阳阳明合病""太阳少阳合病""三阳合病"等。

柯琴以"六经地面""病有相关"来解释合病、并病，颇具说服力。《伤寒论翼·六经正义》云："六经之有正邪客邪，合病并病，属脾属胃者，犹寇贼充斥，或在本境，或及邻国，或入京师也。太阳地面最大，内邻少阴，外邻阳明，故病有相关。"柯琴所谓正邪，是本经自病，客邪为他经传来。病邪中人，原无定体，体之受邪，绝不一致，或中入阴，或中入阳，是寒是热，属脾属胃，病前既不可究诘，病后亦较难琢磨。以太阳为例，其与阳明、少阴脏腑经络之气相贯，传化亦最易，故太阳病虚则多传少阴，以太阳与少阴相表里也；实则多传阳明，以太阳与阳明递次相传也。此即柯琴所谓"病有相关"。

阳明病腹满而喘，为实邪壅滞胃肠，浊气上逆所致。若太阳与阳明合病，因病情偏重于表，当见发热恶寒，头项强痛，无汗等。更兼喘而胸满，仍为表寒外束，肺胃之气被阻所致。即使兼有阳明里证，一般比较轻，宜麻黄汤发汗解表，表解里自和。所以，柯琴云："如喘而胸满者，是太阳外邪入阳明地面而骚扰，故称为太阳阳明合病。"（《伤寒论翼·六经正义》）

太阳中风之鼻鸣干呕，是因风寒凑于肌表，肺气因而不利；肺胃同司肃降，肺气上逆，胃气亦不能下降所致。柯琴称其为"太阳风邪侵及阳明之界"。

伤寒不大便数日，伴见头痛有热，小便黄赤，为里热已盛，阳明燥实已成。里热蒸腾，则热象明显；热扰清窍，故发头痛。由此可见，头痛有热不属太阳而属阳明，故用承气汤类方药，使里热得去，腑气得通，则头痛、发热可愈。柯琴称其为"阳明热邪侵及太阳之界"。《伤寒论》中虽未称其为太阳阳明合病，而实为二者合病之证。

诸如此类证候，《伤寒论》中不胜枚举。由此可见，我们在临床上遇到的各种疾病，单纯符合六经中各个证候群的典型病例较少，而以六经合病、并病形式出现的复杂病例为多。因此，必须根据六经的合、并病变化，灵活施治。

（3）表里阴阳，亦有合并

柯琴提出，《伤寒论》表里阴阳两经之间，也有合病、并病之候。其在《合并启微》中说："夫阴阳互根，气虽分而神自合；三阳之底便是三阴，三阴之表则是三阳矣。如太阳病而脉反沉，便合少阴；少阴病而反发热，便合太阳。阳明脉迟，即合太阴；太阴脉缓，则合阳明。少阳细小，是合厥阴；厥阴微浮，是合少阳。"把六经之表里、阴阳合并证的辨证要点和深浅层次，概括得十分清楚。

《伤寒论》中互为表里的阴阳两经关系密切，证候由此相互转化者亦多。柯琴认为，《伤寒论》中表里阴阳两经，"虽无合并之名，而有合并之实"。以太阳、少阴两经为例，太阳与少阴合病之证，即后世所谓太少两感。太阳主表，病发于阳，故当发热；少阴主里，病发于阴，故有脉沉。太阳病而脉反沉，阳证见阴脉，乃是阳消阴长之兆。所以，根据表证里脉，而定为表里同病，即太阳少阴合病。反之，若少阴病，始得之，肾阳虽虚而未至于甚，风寒外感而拒之于表，故有反发热的表证，又有脉沉之里脉，因知是少阴阳虚兼表证，亦为太少合病。治疗自宜用表里双解之法，温阳发表，可用麻黄附子细辛汤、麻黄附子甘草汤方。若服之不效，当救其里，则宜四逆汤。其他表里阴阳两经，也有互相牵涉的合病、并病，不必以张仲景未言而不敢附和。柯琴于此阐发张仲景心法，启发学者当从阴阳两证中，察病势之合与不合，审证候之并与不并，采取扶阳抑阴、泻阳补阴等相应治法。

（4）三阴合病，无名有实

《伤寒论》于三阳病篇论及合病、并病，而三阴病篇并未提及合病、并病。而柯琴则认为合病、并病不独为三阳所有，三阴病中亦有存在。其在《合并启微》中说："三阳皆有发热症，三阴皆有下利症，如发热而下利，是阴阳合病也……若阳与阳合，不合于阴，即是三阳合病，则不下利而自汗出，为白虎证也。阴与阴合，不合于阳，即是三阴合病，则不发热而吐利厥逆，为四逆证也。"

柯琴提出的"阴与阴合"的病证，即是"三阴合病"。"三阳皆有发热症，三阴皆有下利症"，是从六经病中，择其最常见、最主要的证候而言。三阴下利，阴盛阳虚之病机虽同，病邪深入的程度则异。太阴为腹满时痛、吐利，为脾脏虚寒之证；少阴多下利清谷，为肾阳虚衰或脾肾阳虚之证；厥阴则厥利相兼，为阴寒盛极之证。证皆属阴，则无热恶寒、口中和、不能食，多相伴而见。即便有发热，或为正虚阳微，里寒外热之格阳证；或为阴消阳长，反发热而不死的阳回可治证，与三阳证的发热下利，迥然有别。由此，柯琴认为，若不见发热而吐利厥逆的四逆证，即是不与诸阳牵涉的诸阴合病，治疗当遵张仲景"以其脏有寒故也，当温之，宜服四逆辈"之意，可认为系三阴合病。"四逆辈"的说法，本身即反映了病邪传变互有牵涉。难怪柯琴发出"以阴阳互根之体，见阴阳离合之用，是知六经之准绳，更属定不定法矣，何漫云三阴无合并病也哉"（《伤寒论翼·合并启微》）的感慨。结合临床，诸阴主证同时并见的病变，确有存在，足征柯琴笃好张仲景之学，充实前人理论并推而广之，以俟后学。

（5）合病并病，治法有别

①两经合病，治宜双解

《伤寒论翼·六经正义》云："太阳少阳有合并病，是一军犯太阳，一军犯少阳矣，用柴胡桂枝汤，是两路分击之师也。"合病之证，即二经之病同时发生，病势不甚者，可采取双解之法，如柯琴所云"柴胡桂枝汤"之例。《伤寒论》中此类证候较多，柯琴"两路分击"之法普遍存在，当结合病变重心之偏表、偏里，采取两经同治、表里权衡之法。以合病下利证为例，若表证偏重，则治法重心在表，如"太阳阳明合病者，必自下利，葛根汤主之"；若里证偏重，则治法重心在里，如"太阳少阳合病，自下利者，与黄芩汤"。又如"阳明少阳合病，必下利……宜大承气汤"等。再如，桂枝加大黄汤，是太阳合阳明的两解之方；桂枝人参汤，则是太阳合太阴的两解之剂。诸如此类，柯琴均加以阐释，以明合病之证的治疗大法。

②三阳合病，独取阳明

《伤寒论翼·六经正义》云："三阳合病，是三面受敌矣。法在独取阳明。阳明之地肃清，则太少两路之阳邪，不攻自解……此白虎之所由奏捷耳。"三阳合病之证，《伤寒论》中治以白虎汤，柯琴结合阳明地面说，阐发独取阳明为治的意义。

《伤寒论》219条云："三阳合病，腹满身重，难以转侧，口不仁面垢，谵语遗尿。发汗则谵语，下之则额上生汗，手足逆冷。若自汗出者，白虎汤主之。"阳明属土，为万物所归，此虽云"三阳合病"，其实无形邪热，尽归于里，故治法不取太阳、少阳，而独清阳明之热。即柯琴所谓"当清野千里，使无所摽掠，是又白虎得力处也"（《伤寒论翼·六经正义》）。柯琴随后又提示，若病势纯入阳明，当分三部论治，栀子豉汤清上焦心胸之热，白虎汤清中焦无形燥热，承气汤下肠胃有形燥热，甚合张仲景治阳明之法。对于阳明病篇所载之茵陈蒿汤、猪苓汤辈，柯琴言其"为失纪之师立法矣"。从中似可领悟《伤寒论》原论将湿热互结、水热互结之证，置于阳明病篇之意，于此可悟随证治之的重要性。

需要指出的是，《伤寒论》中三阳合病，亦有"治从少阳"之例。但此与柯琴所言三阳合病，邪热尽归阳明，而独清阳明之热，自然不同。

③并病之治，表里先后

并病是以次相乘之证。《伤寒论》中多次出现二阳并病之证，如太阳阳明并病。对其治疗，柯琴认为宜宗"表未解者，当先解表，而后治里"之原则。如其在《合并启微》中指出："太阳与阳明并病，太阳证未罢者，从太阳而小发汗；太阳证已罢者，从阳明而下之，其机在恶寒恶热而分也。"

汗、下两法的选择，宜以辨证为准。表未解而恶寒，治当发汗；表证已罢，不恶寒反恶热，为热邪尽归阳明，当采取或清或下之治法。所以，柯琴谓"其机在恶寒恶热而分也"。

两经并病之证，《伤寒论》中还载有"太阳少阳并病"。对其治疗，张仲景提出"当刺大椎、肺俞、肝俞，慎不可发汗"的原则。以少阳为枢机，少阳禁汗，故太阳少阳并病，太阳证虽未罢，亦不可以汤药发汗，可刺大椎、肺俞以发散表邪，于肝俞穴去胆经之邪，如此则太阳、少阳双解。

综观《伤寒来苏集》全书，柯琴对合病、并病的理解，与《伤寒论》的原意比较契合。正如临床所见，阴阳错杂，虚实互呈，寒热并见的病证，实属多见，确实可宗柯琴之论，权衡施治。

（三）方药理论研究特色

1. 基于六经，剖析张仲景制方之法

张仲景"勤求古训，博采众方"，继承了汉以前的医药学成就，创立了辨证论治法则。张仲景之书，方中有法，法中有方，方法结合，密不可分。这是张仲景方万世不衰、屡用屡效的原因所在。正如方有执所说："昔人论医，谓前乎仲景，有法无方，后乎仲景，有方无法，方法俱全，惟仲景此书。"（《伤寒论条辨·跋》）此说道出了《伤寒论》方、法俱备，尽斯道体用之全的学术价值。柯琴研究张仲景的辨证施治体系，即是从方证入手，是以方类证的代表医家。观其《伤寒论注》与《伤寒附翼》中，皆是采用六经为纲、方证为目的编排体例，即可说明其研究思路。《伤寒论翼·制方大法》是柯琴解析张仲景立法组方规律的专论，是挖掘张仲景辨证论治思想的重要篇章。柯琴的阐释为后世医家提高辨证立法处方水平提供了有益的启示和借鉴。

柯琴提出的"制方大法"，是从《伤寒论》众多方剂中归纳、提炼出来的组方法则，是指导用药的理论基础。方是法的实践手段，有方无法，方

就是药物的杂乱堆砌；方中有法，方剂的组成就有了严密的法度。而且，方药随配伍、剂量、炮制等因素的不同，治疗作用亦随之发生变化。如麻黄配伍不同的药物，而有发汗、平喘、利水等不同功效；桂枝汤加减或剂量变化，有温通心阳、平冲降逆、缓急止痛等不同治疗作用。所以，研究张仲景学术思想，须参透张仲景"方中有法，法中有方"的制方法度，柯琴专门论述张仲景的制方大法，寓意深刻。

（1）张仲景制方，基于辨证论治

辨证论治是中医学术的精髓，是贯穿于《伤寒论》全书的指导思想，也是张仲景制方立法的依据。柯琴在《伤寒论翼·制方大法》中提出："仲景制方，不拘病之命名，惟求证之切当，知其机，得其情；凡中风、伤寒、杂病，宜主某方，随手拈来，无不合法，此谓医不执方也。"提纲挈领地概括了辨证论治的重要地位，一语道破张仲景制方之旨，系全篇的画龙点睛之笔。纵观《伤寒论》全文，张仲景六经分证，既有定法，又有活法；既言病之常，又能测其变，于审证论治、立法处方用药各个方面，皆可由此而推求之。所以，柯琴之说言简意赅，学者当从中悟其要领。

柯琴从疾病中分出病名、病证、病机、病情四方面。如其云："凡病有名、有证、有机、有情。如中风、伤寒、温暑、湿痉等类，此为名也。外有头痛、身热、腰痛，内有喘咳、烦渴、吐利、腹满，所谓证也。其间在表在里，有汗无汗，脉沉脉浮，有力无力，是其机也。此时恶寒恶热，苦满苦呕，能食不欲食，欲卧不得卧，或饮水数升，或漱水不欲咽，皆病情也。"（《伤寒论翼·制方大法》）柯琴用词精辟，说理入微，启发后人把握住疾病的四大要素，即可在辨证论治中立于不败之地。柯琴将医者的处方水平划分为粗工、中工、良工，如"因名立方者，粗工也；据证定方者，中工也；于证中审病机、察病情者，良工也"（《伤寒论翼·制方大法》）。提示后人诊病的关键在于，在辨证基础上，明确病变的机理及其表现出来的真实病状，即其所谓的病机、病情。若不审张仲景方主何证，不察张仲景药于何证用，而局限于中风、伤寒二证，纠结于青龙、白虎的命名等，其做法无异于将张仲景的"活法活方"，变成"死法死方"，实属可悲。

张仲景制方基于辨证，而辨证又当以脉证为根据。所以，柯琴强调："仲景制方，全以平脉辨证为急务，不拘于受病之因，不拘于发病之时为施治。"（《伤寒论翼·风寒辨惑》）其结合《伤寒例》中以天时阳气之微甚测人体病热之轻重，说明邪气与病气能互相影响的具体实例，提出"病寒病热，当审其人阴阳之盛衰，不得拘天气之寒热。天气之寒热伤人，必因其人阴阳之多少、元气之虚实为轻重，不全凭时令之阴阳为转移也"（《伤寒论翼·风寒辨惑》）。随后，柯琴又以夏月伤寒和隆冬病温为例，强调季节、时令等因素虽对疾病发生和证候轻重有所影响，但人体阴阳气血的盛衰是疾病发生的根本内因。如其所云："夏月盛暑而伤寒吐利，多有用姜、附、吴萸而始效；隆冬严寒而病温，多有用石膏、硝、黄而热乃解者。谓麻黄、桂枝二汤，只宜于冬月之正伤寒，三时不可轻用，其失岂不多乎！"（《伤寒论翼·风寒辨惑》）这段论述，旨在驳斥王叔和《序例》之谬误，其立言精当，字字切合临床实际，堪称柯琴学术思想精髓所在。

（2）六方为纲，统领113方

柯琴认为"仲景立方精而不杂，其中以六方为主，诸方从而加减"（《伤寒论翼·制方大法》）；指出"六经各有提纲，则应用各有方法"（《伤寒附翼·少阳方总论》）。指明张仲景六经制方是以法统方，以六经相应之法为核心，以对应的六方为主，在其基础上加减变化，从而构成六经方证系统。柯琴所说的六法、六方如下："凡汗剂皆本桂枝，吐剂皆本栀豉，攻剂皆本承气，和剂皆本柴胡，寒剂皆本泻心，温剂皆本四逆，浑而数之为一百十三方者，未之审也。"（《伤寒论翼·制方大法》）柯琴以六方为纲，统领113方的归纳方法可谓别具匠心，也说明六经病证有常变，治法有主次，而因证立方之旨则一。按柯琴所说，《伤寒论》113方，涵盖于汗、吐、攻、和、寒、温六法之中，即是针对表、里、寒、热、半表半里等证而设，可以说是八法之雏形、八纲之体现，意在突出证。但需指出的是，柯琴提出"吐剂皆本栀豉"的观点，与张仲景本论不符。《伤寒论》所载吐剂仅瓜蒂散一方，栀子豉汤并非吐剂，更不能谓"皆本于此"。

柯琴进一步指出："六经各有主治之方，而他经有互相通用之妙……合是证便用是方，方各有经，而用可不拘，是仲景法也。"(《伤寒论翼·制方大法》)具体而言，"如桂枝、麻黄二汤，为太阳营卫设，而阳明之病在营卫者，亦用之。真武为少阴水气设，而太阳之汗后亡阳者亦用之。四逆汤为太阴下利清谷设，太阳之脉反沉者宜之。五苓散为太阳消渴水逆而设，阳明之饮水多者宜之。猪苓汤为少阴下利设，阳明病小便不利者亦宜之。抵当汤为太阳瘀血在里设，阳明之蓄血亦用之。瓜蒂散为阳明胸中痞硬设，少阴之温温欲吐者亦用之"(《伤寒论翼·制方大法》)。柯琴列举六经中多首方剂的应用，以说明方证相应，有是证用是方之理。可谓说理透彻，令人信服。柯琴又举"四逆为太阴主方，而诸经可以互用"之例，提示四逆汤为回阳救逆的代表方，《伤寒论》中为太阴病自利而设，但少阴、厥阴、太阳病篇亦皆用之，也是因方证相应之故。所以，柯琴总结说："仲景立方，只有表、里、寒、热、虚、实之不同，并无伤寒、杂病、中风之分别，且风寒有两汤迭用之妙，表里有二方更换之奇，或以全方取胜，或以加减奏功"(《伤寒论翼·制方大法》)。其对张仲景制方之法概括得简明扼要，符合张仲景制方之本意。这种方证相应理论，也是指导临床实践的有效法宝。

（3）六经制方，分表里寒热虚实

柯琴在《伤寒附翼》各经方论之首，先简要概括该经相应之法，并名之曰"某方总论"，借此阐发张仲景六经制方要旨。如论中曰："仲景以病分六经，而制方分表、里、寒、热、虚、实之六法，六经中各具六法。"(《伤寒附翼·少阴方总论》) 这里所谓的六法, 实指表、里、寒、热、虚、实之六纲。柯琴所谓六法制方, 即是根据六经病各自的病位深浅、病变属性和邪正盛衰等不同情况, 分别制定方药。柯琴所言"六经各具六法", 并非以六法机械套用六经, 而是认为各有偏重, 如"太阳偏于表寒, 阳明偏于里热, 太阴偏于虚寒, 厥阴偏于实热。惟少阳与少阴司枢机之职, 故无偏重。而少阳偏于阳, 少阴偏于阴, 制方亦因之而偏重矣(《伤寒附翼·少阴方总论》)"。柯琴论述了与六经病各自相应的表、里、寒、热、虚、实特点, 再结合其六经方总论和具体方论, 即可全面了解张仲景六经制方大法。现将《伤寒附翼》各篇记载的六经方总论原文依次列于下。

①太阳方

太阳主表, 故立方以发表为主, 而发表中更兼治里, 故种种不同。麻黄汤于发表中降气; 桂枝汤于发表中滋阴; 葛根汤于发表中生津; 大青龙汤与麻杏甘膏汤、麻翘赤豆汤, 于发表中清火; 小青龙汤与五苓散, 于发表中利水。清火中复有轻重, 利水中各有浅深也。若白虎之清火, 十枣之利水, 又解表后之证治。其陷胸、泻心、抵当、调胃、四逆、真武等剂, 又随证救逆之法矣。

大抵太阳之表, 不离桂枝、麻黄二汤加减, 以心为太阳之里也。

②阳明方

阳明之病在胃实, 当以下为正法矣。然阳明居中, 诸病咸臻, 故治法悉具。如多汗、无汗, 分麻黄、桂枝; 在胸、在腹, 分瓜蒂、栀豉; 初硬燥坚, 分大、小承气。即用汗、吐、下三法, 亦有轻重浅深之不同也。若大烦大渴而用白虎, 瘀血发黄而用茵陈, 小便不利而用猪苓, 停饮不散而用五苓, 食谷欲吐而用茱萸等法, 莫不各有差等。

以棋喻之, 发汗是先着, 涌吐是要着, 清火是稳着, 利水是闲着, 温补是忽着, 攻下是末着。病至于攻下, 无别着矣。故汗之得法, 他着都不必用。其用吐法，虽是奇着，已是第二手矣。他着都非正着，惟攻下为然着，亦因从前之失着也。然诸法皆因清火而设，则清火是阳明之上着与！

③少阳方

少阳提纲有口苦、咽干、目眩之症，法当清火，而火有虚实。

若邪在半表，则制小柴胡以解虚火之游行，大柴胡以解相火之热结，此治少阳寒热往来之二法。

若邪入心腹之半里，则有半夏泻心、黄连、黄芩等剂。

④太阴方

太阴主内，为阴中至阴，最畏虚寒，用温补以理中，此正法也。

然太阴为开，故太阴亦能中风，则亦有可汗证。若见四肢烦疼之表，而脉浮者，始可与桂枝汤发汗。

若表热里寒，下利清谷，是为中寒。当用四逆以急救其里，不可攻表，以汗出必胀满也。又恐妄汗而腹胀满，故更制厚朴生姜半夏甘草人参汤以解之。

太阴本无下证，因太阳妄下而腹满时痛者，是阳邪内陷，故有桂枝加芍药汤之下法。若病不从太阳来，而腹满时痛，是太阴本病。倘妄下之，必胸下结硬而成寒实结胸，故更制三物白散以散之。此仲景为太阴误汗、误下者，立救逆法也。

⑤少阴方

少阴之阴中有阳，故其表证根于里，热证因于寒。治表证先顾其里，热证多从寒治者。盖阴以阳为主，固肾中之元阳，正以存少阴之真阴也。

其或阳盛阴虚，心烦不得卧，见于二三日中，可用芩连者，无几耳。

肾本无实，实证必转属阳明，亦由少阴之虚，知其虚，得其机矣。

⑥厥阴方

太阴以理中丸为主，厥阴以乌梅丸为主。丸者缓也，太阴之缓，所以和脾胃之气；厥阴之缓，所以制相火之逆也。

观所主诸方，治手足厥冷，脉微（李培生注：微，当作细）欲绝，而不用姜、附；下利，脉沉结（李培生注：结，当作弦），而用黄柏；心动悸、脉结代，而用生地、麦冬。总因肝有相火，当泻无补，与肾中虚阳之发，当补、当温者不同耳。

夫三阴皆有本经之热，太阴之热，脾家实而行胃脘之阳也；少阴之热，肾阴虚而元阳发越也；厥阴之热，肝胆热而怫郁之火内热也。

柯琴的"六经方总论"，阐发了张仲景开创的辨证立法、方随法出、法以方传的辨证论治思想，并强调参透张仲景制方大法的重要性。柯琴认为，"不明仲景之论，因不敢用仲景之方，非不学无术乎（《伤寒附翼·厥阴方总论》）"；或"将参赞化育之书，悉归狐疑之域"（《伤寒论翼·自序》），道出了世人不明张仲景撰用之旨而难以有效地付诸实践的尴尬境地。

（4）制方不同，因于经气各异

《伤寒论翼·制方大法》，主要论述《伤寒论》方的制方立法依据。《伤寒附翼》中，又分篇介绍了张仲景六经诸方的组方法则和应用要点。《伤寒附翼·六经方余论》指出："既论制方大法，又分六经之方以论之，亦云详矣。而定方不同之故，更不可不辨也。"六经制方不同之故，柯琴强调不可不知。其言"仲景制方，因乎经气"一说，可谓最具卓识。

风寒暑湿伤人，六经各有所受，而脉证各不相同，因经气有别之故。经气之别，不仅在于气血之多少，更因人之言语性情之不同，即与个人体质和禀赋等皆有关。如柯琴云："盖六经分界，如九州之风土，人物虽相似，而衣冠、饮食、言语、性情之不同，因风土而各殊。则人身表里之寒热虚实，亦皆因经气而异矣。"（《伤寒附翼·六经方余论》）正因为经气有别，故某经受邪，即随其经气之化，而反映出来证候之表里寒热虚实，即是某经病的特征。也正因经气之别，才有证候相似、治法不同的情况存在。如阳明、太阴皆可见"腹满腹痛"，阳明主燥热之化，腹满腹痛同时，可伴见不恶寒、反恶热，大便秘结，舌苔黄燥，脉沉实有力等，治当以攻下为法；太阴则主寒湿之化，主症为无热恶寒，甚至厥冷、舌苔白、脉迟缓等，虽有腹满腹痛，其治法宜温补。

　　张仲景制方，因乎经气，表里寒热攻补之治，或同或异，皆因六经气血之多少而定。如太阳主一身之表，居六经之首，恶寒发热是其主症，其治法以解表发汗为主。而太阳为病又可虚可实，实则可入阳明之腑，虚则多入少阴之脏，所以对于太阳病的治疗，柯琴提出："当于表中顾里，故发表诸方，往往兼用里药"（《伤寒附翼·六经方余论》）。由此，张仲景于太阳篇附入其他治法，较其余诸经独详，其原因自可理解。阳明主里，其主症为发热、汗出、不恶寒反恶热，其治疗有清、下两法。而阳盛则阴伤，故柯琴提出："当于实中防虚，故制攻下诸方，而又叮咛其不可轻用"（《伤寒附翼·六经方余论》）。所以，张仲景对下法的应用，反复强调有禁下、慎下及急下以存阴等种种情况。少阳为小阳，主半表半里，正气不足，病邪乃入，其主症往来寒热，属邪正分争之象。其治法主以和解，而亦考虑正气之虚，所以小柴胡汤中每用人参扶正，以防邪传太阴之里。三阴病以虚寒为主，属里证，主症多为无热恶寒，甚则手足厥冷。太阴病为脾脏虚寒，可见腹满而吐、食不下、自利、时腹自痛等，治法当温中。少阴病里虚寒，以脉微细、但欲寐、恶寒蜷卧、呕吐、下利清谷、四肢厥冷等为主症，治宜扶阳抑阴。少阴亦有阴虚内热的虚热证，以心烦不得眠、舌质绛、脉细数等为主症，治法又当滋阴清热，如黄连阿胶汤、猪苓汤等方。厥阴病有纯属虚寒者，有纯见热化而下利者，亦有寒热错杂、上热下寒之证，故其治法则有寒者温之、热者清之、寒热错杂者寒温并用等法。由此可见，柯琴"经气之说"，确实是张仲景制方的主要依据，因六经经气不同，所见病候脉象则各异，治疗大法，处方用药，自然不同。

对于三阴三阳表里络属关系，柯琴提出，因表里经气关系密切，发病最易相互波及，所以治法、处方、用药等方面，皆当加以考虑。如"太阳为五脏之主，以胸中为里，以少阴为里；阳明为六腑之主，以腹中为主，以太阴为里；少阳为十一脏所决之主，故胸腹皆为其里而无定位，以厥阴为里，犹运筹于帷幄也。"(《伤寒附翼·六经方余论》) 太阳为巨阳，主一身之表而统营卫，营卫来源于心肺，化生于中焦，故以胸中为里；又太阳卫外之职，离不开少阴肾阳的资助，故亦以少阴为里。阳明病位在大腹，所以《伤寒论》有"土为万物所归"之喻，实则阳明，虚则太阴，故以太阴为里。少阳虽以胸胁见证为主，其病位实含整个胸腹腔间，故云"胸腹皆为其里而无定位"；而少阳初升之气，必藉厥阴风木的鼓动发扬，是又以厥阴为里。正因为六经的表里经气密切相关，所以柯琴才有"少阴之一身尽热，无非太阳渐外之阳；太阴之四肢烦疼，原是胃脘之所发；厥阴之厥而发热，畴非三焦胆甲之气也"(《伤寒附翼·六经方余论》) 的阐发。也正因为表里经气的密切关系，六经病才有里证出表、由阳转阴、表证兼里、里证兼表等种种不同。如太阳病脉浮用桂枝汤，太阴兼表证用桂枝人参汤，少阴病兼表证用麻黄细辛附子汤等，皆为阴阳表里互相输应之义。

（5）桂枝柴胡，张仲景独重二方

观《伤寒论》中有关"证"的记载，有以六经名证的，如太阳证、阳明证等；有以八纲名证的，如表证、里证、阳证等；有直接称病证的，如结胸证、血室等。而以方名证者，只有桂枝证（34 条、166 条）、柴胡证（101 条、103 条、104 条、149 条、251 条）两端。所以，柯琴提出："观六经证，仲景独出桂枝证、柴胡证之称，见二方任重……仲景一书，最重二方。"(《伤寒论翼·制方大法》) 指出在《伤寒论》中桂枝汤和小柴胡汤的重要地位，并围绕其在《伤寒论》中的相关记载，阐明张仲景独重此二方的重要意义。

　　柯琴认为："桂枝本为太阳风寒设，凡六经初感之邪，未离营卫者悉宜
之；柴胡本为少阳半表设，凡三阳半表之邪，逗留腠理者悉宜之。"（《伤寒
论翼·制方大法》）指出了桂枝汤、小柴胡汤在六经病中的适应证。确如柯
琴所说，桂枝汤不仅解肌祛风，且调和营卫；凡六经初感之邪，未离营卫，
即是有表证存在；若不宜用麻黄汤峻汗，自可用桂枝汤解之。即便同时兼
有里证，亦可表里两解。《伤寒论》中桂枝汤加减变化之方颇多，如桂枝加
附子汤、桂枝加芍药汤、柴胡桂枝汤等诸多表里两解之方。还有杂病营卫
不和，里邪出表而营卫不和之证，如张仲景治"病常自汗出者"（53 条），
"病人脏无他病，时发热自汗出者"（54 条），及霍乱"吐利止而身痛不休
者"（387 条）等，亦皆主以桂枝汤，均以其调和营卫而见功。

　　小柴胡汤是少阳病之主方，因少阳病自受者少，从表而入者较多。所
以，《伤寒论》中柴胡证多见于太阳篇，如 96 条、97 条、101 条等。柯琴
所谓"柴胡本为少阳半表设"，从其论中可见，"半表"系指"往来寒热"
而言。柴胡为少阳病主药，不仅往来寒热者宜之，考《神农本草经》记载
柴胡主治"心腹肠胃中结气，饮食积聚，寒热邪气，推陈致新"，与《伤寒
论》少阳病主治皆相符。且服用小柴胡汤后，有"上焦得通，津液得下，
胃气因和，身濈然汗出而解"（230 条）之效。所以，柯琴认为，"小柴胡虽
治在半表，实以理三焦之气，所以称枢机之剂"（《伤寒论翼·制方大法》）。
少阳经循胸络胁，故胸胁苦满、心烦喜呕、不欲食、渴、腹中痛、咳等，
皆为少阳病主症。而且，《伤寒论》中有"伤寒中风，有柴胡证，但见一证
便是"（101 条）的记载。临床上无论内外妇儿各科疾病，凡属少阳枢机不
利者，皆可与之，与张仲景"但见一证便是"的原则相符，足见小柴胡汤
临床应用范围之广。

　　除此之外，柯琴还列举桂枝汤、小柴胡汤的相关记载，说明此二方在
《伤寒论》中的重要性。如其提出《伤寒论》中"自为桂枝注释，又为小柴

胡注释"(《伤寒论翼·制方大法》)。观《伤寒论》原文 12 条桂枝汤方后，张仲景详细地介绍了桂枝汤的煎法、服法、服药时间与药后禁忌等。在原文 96 条小柴胡汤方后，张仲景亦介绍了小柴胡汤的煎服法，并针对原文中诸多或见证的加减用药情况进行注释。柯琴还指出，《伤寒论》中"桂枝有疑似证，柴胡亦有疑似证；桂枝有坏病，柴胡亦有坏病；桂枝证罢，桂枝不中与矣，随证治法，仍不离桂枝方加减；柴胡证罢，柴胡不中与矣，而设法救逆，仍不出柴胡方加减"(《伤寒论翼·制方大法》)。《伤寒论》中，确有桂枝汤疑似证，如 166 条瓜蒂散证；亦有小柴胡汤疑似证，如 123 条。《伤寒论》中，此二方证，亦皆有因误治而产生的变证，即柯琴所谓的"坏病"。如 16 条、34 条的桂枝汤证误治的坏病，103 条、149 条小柴胡汤证误治的变证等。对于桂枝汤证、小柴胡汤证变证的治疗，柯琴认为仍不离二方加减。《伤寒论》中，确有众多桂枝汤加减方和小柴胡汤加减方存在。但桂枝汤证罢、柴胡汤证罢，并非皆以此二方加减所能治疗。如误治后邪传少阴的 91 条"伤寒，医下之，续得下利，清谷不止"，即治以四逆汤急温其里；柴胡汤证罢，亦有邪传阳明，而腹满谵语的情况，自当以阳明之法治之，并非皆以桂枝汤加减方和柴胡剂所能奏功。所以，柯琴此说，稍显片面。结合《伤寒论》中记载，以及后世广泛应用桂枝汤、小柴胡汤的情况，柯琴推重二方，仍有胜义。

（6）加减变化，体现辨证之精

柯琴认为，张仲景用药的加减变化，皆不离辨证。如"仲景加减中有深意……细审仲景方，知随证立方之妙；理会仲景加减法，知其用药取舍之精"(《伤寒论翼·制方大法》)。以《伤寒论》中"腹中痛"的加减用药为例，病在少阳加芍药（96 条小柴胡汤证），病在少阴加附子（318 条四逆散证），病在太阴加人参（386 条理中丸证）。小柴胡汤为和解少阳枢机之剂，少阳证见"腹中痛"，系肝强脾弱，故去方中苦寒之黄芩，以防更伤脾阳；加芍药之酸敛，柔肝止痛，补土疏木。四逆散为少阴阳气内郁而设，有疏肝理脾、透达郁阳之功。四逆散证见"腹中痛"，为阴寒内盛，寒滞而痛，加附子以奏温阳止痛之功。《伤寒论》中真武汤证亦有腹痛，即附子、白芍并用，既温阳散寒，又缓急止痛。理中丸为中焦虚寒证而设，有温中祛寒、补气健脾之功。因里虚失养，理中丸证亦可见腹痛隐隐，喜温喜按，故加人参以增补气温中之力。所以，同一腹痛，加减用药不同，体现出张仲景用药取舍之精。此例也反映了张仲景"同病异治"的理念，启发后人要从复杂证候中，分经审证，随证加减。其他，如药物配伍、药量增减、剂型变化等，亦均从证入手，方随证转，体现出张仲景辨证之精。

（7）方证对比，突出立法之妙

有比较才有鉴别，柯琴通过对多个方证的对比分析，引导后人深入领略张仲景立法之妙。现将柯琴对部分方证的鉴别阐释介绍如下。

①桂枝汤证与麻黄汤证

桂枝汤和麻黄汤同为汗剂，对于二方的区别，柯琴认为当从方中用药配伍考虑，而不应纠结于何者为解肌、何者为发汗。如论中指出："桂枝，汗剂中第一品也。麻黄之性，直达皮毛。生姜之性，横散肌肉。故桂枝佐麻黄，开玄府而逐卫分之邪，令无汗者有汗而解，故曰发汗。桂枝率生姜，则开腠理而驱营分之邪，令有汗者复汗而解，故曰解肌。"（《伤寒论翼·制方大法》）麻黄汤中，麻、桂并用，辛开苦降，轻扬升达，且又辅以杏仁，和以甘草，故能外开皮毛，内宣肺气，发汗之力较峻。桂枝汤中，桂、芍相配，一开一阖，虽有生姜之辛温开泄，然有甘草、大枣之甘缓和中，且药后还须啜粥，方得微汗，故其发汗之力，远不及麻黄汤。所以，柯琴认为二方发汗力量有别，是源于二者发汗深浅不同，如"麻黄汤不言解肌，而肌未尝不解；桂枝汤之解肌，正所以发汗。要知桂枝、麻黄是发汗分深浅之法，不得以发汗独归麻黄，不得以解肌与发汗对讲"（《伤寒论翼·制方大法》)。对二方解表发汗之功，予以客观的评价，足见柯琴对张仲景方立法用药理论研究至深。二方虽发汗力度有别，但桂枝汤在《伤寒论》中多作为发汗缓剂使用，且其具有外调营卫、内和气血、调和脾胃、平调阴阳之功，故其用途又较麻黄汤为广。观《伤寒论》中桂枝汤加减方之多，亦皆以其调和营卫之功而奏效，学者不可不知。

②小青龙汤证与小柴胡汤证

柯琴认为，小青龙汤和小柴胡汤均为表里双解之剂。二者区别在于小青龙汤重在里证，而小柴胡汤重在表证；小青龙汤重在半里之水，小柴胡汤重在半表之热。故柯琴强调说："小青龙加减，麻黄可去；小柴胡加减，柴胡独存。"(《伤寒论翼·制方大法》)《伤寒论》中，小青龙汤治疗伤寒表不解而心下有水气，即表寒里饮之证；小柴胡汤主治少阳枢机不利，寒热往来、胸胁苦满诸证。柯琴谓二者为"两解表里之剂"，强调小青龙汤之治重在内饮，故必用干姜、细辛、五味子、半夏；小柴胡汤之治重在表热，故柴胡为必不可少。因太阳主药为麻黄、桂枝二味，少阳主药则独为柴胡。观其方后加减，小青龙汤可去麻黄，虽是重在里证，方中尚有桂枝在，且有细辛散寒解表；若小柴胡汤去柴胡，则失其和解少阳、畅达枢机之功，故小柴胡汤中他药可去，唯独柴胡不可无。由此可见，经方应用虽有活法，但仍有定法不可逾越。

对于二方主症之"咳"，柯琴认为："凡发热而咳者，重在表，故小青龙于麻、桂、细辛中加干姜、五味。此往来寒热而咳者，重在里，故并去姜、枣之和营卫者，而加干姜之苦辛，以从治相火上逆之邪，五味之酸，以收肺金之气也"(《伤寒附翼·小柴胡汤》)。寒饮咳嗽，张仲景多取干姜、细辛、五味子同用，如小青龙汤、厚朴麻黄汤、苓甘五味姜辛汤等方。小青龙汤证，虽有表证存在，寒饮上逆致咳，更不容忽视，所以麻、桂、姜、辛、味并用，既温化寒饮，又外散表寒，即"病痰饮者，当以温药和之"

之意。小柴胡汤证见"咳"，亦与寒饮有关，因少阳为枢机，枢机不利，三焦水道失和，水饮内停，水寒射肺则为咳。所以，加减法中，"若咳者，去人参、大枣、生姜，加五味子半升、干姜二两"。其用干姜、五味子以温化寒饮；不用细辛，实因少阳相火主事，虽夹饮邪，亦忌辛散温燥太过，以防助长火势。观四逆散方后加减，咳者，只加干姜、五味子，而不用细辛，自可为证。柯琴认为，小柴胡汤证之"咳"是病偏重于里，系少阳相火上逆所致，对于阐发少阳病发病本质自有创见，但完全撇开寒饮，仅从少阳相火而论，仍显不妥。唯其"但顾邪气之散，而正气无伤，此制小柴胡之意"(《伤寒附翼·小柴胡汤》)，对小柴胡汤的制方之法，概括得精炼而准确，或可谓颇合张仲景心法。少阳为微阳，少阳受邪，虽无明显脾胃不足之象，但要考虑张仲景"见肝之病，知肝传脾，当先实脾"之训，所以，小柴胡汤中人参又为必用之品。合而观之，小柴胡汤柴、芩同用，和解少阳；合参、枣、草，又防邪传太阴之变，体现了张仲景六经分证论治的制方之意。

对于二方皆有或然证及表药使用之轻重，柯琴解释说："小青龙与小柴胡，俱为枢机之剂，故皆设或然证，因各立加减法。盖表证既去其半，则病机偏向里，故二方之证多属里。仲景多用里药，少用表药，未离于表，故为解表之小方。然小青龙主太阳之半表里，尚用麻黄、桂枝，还重视其表；小柴胡主少阳之半表里，只用柴胡、生姜，但微解其表而已。此缘太少之阳气不同，故用表药之轻重亦异"(《伤寒论注·大青龙汤证》)。少阳主半表半里，病位在胸胁，用小柴胡汤和解表里，畅达枢机。而太阳兼寒饮之证，病位在心下，用小青龙汤，取其外达毛窍而解散表寒，内宣水气而温化里饮，亦寓双解之法。所以，柯琴将此二方看作枢机之剂，于理亦通。惟小青龙汤之或然证，是水气变动不居所致，与小柴胡汤加减法，病机有别。柯琴针对二方加减法，提出了"法中之法，方中之方"一说，义颇精审，启发我们对临床上复杂多样的证候，要进行深入思考与探讨，充分借鉴张仲景辨证的灵活性，知常达变。

③猪苓汤证与五苓散证

五苓散证，见于《伤寒论》太阳篇 71 条，原文云："若脉浮，小便不利，微热消渴者，五苓散主之。"猪苓汤证见于《伤寒论》阳明篇 223 条，原文云："若脉浮发热，渴欲饮水，小便不利者，猪苓汤主之。"柯琴认为，二者脉证相同，皆有小便不利、口渴、脉浮、发热之症，皆为利水散饮之剂。对于二方的区别，柯琴之说颇为中肯，可供学者参考。柯琴论曰："彼以太阳寒水利于发汗，汗出则膀胱气化而小便行，故利水之中仍兼发汗之味；此阳明燥土最忌发汗，汗之则胃亡津液，而小便更不利，所以利水之中仍用滋阴之品。二方同为利水：太阳用五苓者，因寒水在心下，故有水逆之证，桂枝以散寒，白术以培土也；阳明用猪苓者，因热邪在胃中，故有自汗证，滑石以滋土，阿胶以生津也。散以散寒，汤以润燥，用意微矣。二方皆是散饮之剂：太阳转属阳明者，其渴尚在上焦，故仍用五苓入心而生津；阳明自病而渴者，本于中焦，故又借猪苓入胃而通津液。"（《伤寒论注·猪苓汤证》）对于两方归经不同，利水而兼发表或滋阴之异，柯琴均予以注释，学者可从中获得启示。惟太阳转属阳明而渴，用五苓散之说，很可能系柯琴根据《伤寒论》阳明篇 244 条："太阳病，寸缓关浮尺弱，其人发热汗出，复恶寒，不呕，但心下痞者，此以医下之也。如其不下者，病人不恶寒而渴者，此转属阳明也。小便数者，大便必硬，不更衣十日，无所苦也。渴欲饮水，少少与之，但以法救之。渴者，宜五苓散"而发。而该条文字拖沓，错简亦不能排除，恐不足以为佐证。所以，柯琴将五苓散证看作太阳转属阳明之说，恐难成立。

④真武汤证与猪苓汤证

真武汤与猪苓汤同为少阴水气不化之用方，柯琴提出二者区别在于：

一为"下焦虚寒，不能制水"；一为"上焦虚热，水津不布"。如《伤寒论翼·制方大法》云："少阴心烦欲寐，五六日欲吐不吐，自利而渴，小便色白者，是下焦虚寒，不能制水，宜真武汤以温下焦之肾水。下利六七日，咳而呕渴，心烦不眠，是上焦虚热，水津不布，宜猪苓汤以通上焦之津液。"本条首句见于宋本《伤寒论》282 条，病属少阴阳虚，下真寒而上假热证。柯琴根据"小便色白"，断为真武汤证。但"小便色白"系指小便清长而言，与"小便不利"，究有不同。附子温肾暖阳，于本证固属可用。若同时再疏利水气，于此证尚属疑问。但真武汤与猪苓汤，同属一经，均为少阴夹水气为患，均可见下利、小便不利之症，而因寒热不同，治法亦有天渊之别；故柯琴将此二方列举鉴别，实属有益。真武汤为少阴阳虚有寒，水气不化，故以附子振奋阳气，用苓、术利水气。猪苓汤为少阴阴虚内热，重点在水停不化，水气浸渍于大肠则下利，上乘于肺则咳，逆于胃则呕、渴。小便不利一症，张仲景虽未言，亦当有之。故用阿胶、滑石滋阴清热，而以二苓、泽泻利水。柯琴认为，"凡利水之剂，必先上升而后下降，故用猪苓汤主之，以滋阴利水而升津液，斯上焦如雾而咳渴除，中焦如沤而烦呕静，下焦如渎而利自止矣"（《伤寒论注·猪苓汤证》）。论中还指出，猪苓汤"升水降火，有治阴和阳，通理三焦之妙"（《伤寒论注·猪苓汤证》）。

关于猪苓汤证的病机，柯琴解释说："因下多亡阴，精虚不能化气，真阳不藏，致上焦之虚阳扰攘，而致变证见也。"（《伤寒附翼·猪苓汤》）柯琴认为，本证下多亡阴，虚阳上扰而致变，只字未提水结，实与处方用意不合。若无水热互结，何以迭用二苓、泽泻、滑石等甘淡渗泄之品？若纯属阴虚，则渗利小便之剂，岂不更伤其阴？《伤寒论》阳明篇 224 条原文所云："阳明病，汗出多而渴者，不可与猪苓汤。以汗多胃中燥，猪苓汤复利其小便故也。"即可为此明鉴。所以，猪苓汤所治证候，自属少阴阴虚而水热结于下焦之证无疑。

⑤白头翁汤证与乌梅丸证

《伤寒论翼·制方大法》云："厥阴下利，用白头翁汤，升阳散火，是火郁发之也；制乌梅丸以收火，是曲直作酸之义，佐苦寒以和阴，主温补以存阳，是肝家调气法也。乌梅丸，治伤寒之厥利与久利，故半兼温补；白头翁汤，主中风之热利与下重，故专于凉散。"此论道出了张仲景创制乌梅丸和白头翁汤的用意。

白头翁汤治厥阴热利，白头翁、秦皮和肝清热，解郁理气；黄连、黄柏苦寒，厚肠胃，除热澼。以此方治热利下重、欲饮水、便脓血之证，极为合拍。但柯琴以"升阳散火""火郁发之"论之，似嫌不妥。

乌梅丸是张仲景为厥阴寒热错杂之复杂证候而设，杂病中尤多见此证。柯琴将此证概括为"厥阴之火证，非厥阴之伤寒"（《伤寒附翼·乌梅丸》）。其认为"六经惟厥阴最为难治，其本阴而标热，其体风木，其用相火，以其具合晦朔之理，阴之初尽，即阳之初出。所以一阳为纪，一阴为独，则厥阴病热，是少阳之相火使然也"（《伤寒附翼·乌梅丸》）。厥阴之证，因火热燔灼于上，攻冲横逆，影响于膈，故有消渴、气上撞心、心中疼热、饥等上热证候；不欲食，食则吐蛔，或下利，自是下寒征象。此上热下寒，与柯琴"本阴标热"之说相符，但从病情衡量，应以下寒为重。柯琴单执火热一面而说，显然与清上温下之治法，及乌梅丸的方义不合。

⑥小柴胡汤证与乌梅丸证

小柴胡汤为少阳主方，乌梅丸为厥阴主方。柯琴认为，此二方虽不同，而寒温并用、攻补兼施之法相合。因少阳应胆，厥阴应肝，脏腑相连，经络相贯，风木合气，同司相火故也。柯琴借少阳与厥阴之表里关系，阐明阴阳动静升降之理，及制方之义，语极切要。提出二方"皆用人参，补中益气，以固本逐邪。而他味俱不相袭者，因阴阳异位，阳宜升发，故主以柴胡；阴宜收降，故主以乌梅。阳主热，故重在寒凉；阴主寒，故重用辛热。阳以动为用，故汤以荡之，其证变幻不常，故柴胡有加减法；阴以静为体，故丸以缓之，其证有定局，故乌梅无加减法也"（《伤寒论翼·制方大法》）。

2. 方药解析，重视药物形色气味

中药药性，即药物的四气、五味、归经及升降浮沉等理论，是根据药物作用于机体所发生的反应而总结出来的，是推衍药物的功效及作用原理的重要依据。历代医家论述药物的功用，多从药性出发，先明确药物的气味与归经，再探求药物的作用与奏效原理。柯琴在方论中，也是基于药物的性味，阐发药物功效。同时，柯琴也继承了前人药性理论的研究成就，在方药阐释中重视药物的形色法象，常以药物的四气五味、颜色形态、质地、生长之地、长成之时等自然特征，结合脏腑功能，来注解方药的功效。

（1）基于药性，阐释配方之理

柯琴阐释方剂的配伍用药，首先是基于药物的性味与归经，从对药性的分析入手，诸多莫衷一是的方剂配伍问题，皆可释然。其在《伤寒论翼·太阳病解》中论曰："后人妄谓仲景方治表而不及里，曷不于药性一思之"，并以麻黄汤、桂枝汤、大青龙汤和小青龙汤四方为例，结合药性说明张仲景方的主治范围。如"营卫行于表，而发源于心肺，故太阳病则营卫病，营卫病则心肺病矣。心病则恶寒，肺病则发热，心病则烦，肺病则喘。桂枝疗寒，芍药止烦，麻黄散热，杏仁除喘……麻、桂二方，便是调和内外、表里两解之剂矣。如大青龙用石膏以治烦躁，小青龙用五味、干姜以除咳嗽，皆于表剂中即兼治里。"论中指出了药性理论在揭示方剂配伍规律、主治范围等方面的重要意义。

药性理论在柯琴的学术思想中，占有举足轻重的地位。从其《伤寒附翼》中所载诸多方论，不难看出柯琴对药性理解的全面透彻。基于药性，结合病机，阐发张仲景方的组方用药规律，是柯琴方论研究的重要特色；

也是其指导临床遣方用药，而备受后世推崇的主要原因。如以真武汤为例，柯琴所作方论曰："真武，北方水神也……取此名方者，所以治少阴水气为患也。盖水体本静，其动而不息者，火之用耳。若坎宫之火用不宣，则肾家之水体失职，不润下而逆行，故中宫四肢俱病……法当壮元阳以消阴翳，培土泄水，以消留垢。故君大热之附子，以奠阴中之阳；佐芍药之酸苦，以收炎上之气；茯苓淡渗，止润下之体；白术甘温，制水邪之溢；生姜辛温，散四肢之水。使少阴之枢机有主，则开阖得宜，小便得利，下利自止，腹中四肢之邪解矣"（《伤寒附翼·真武汤》）。从病机出发，结合药物的性味，对每味药的功效及其在方中的配伍意义，进行了全面的阐发，使人易于参透真武汤的临床适应证。

观其对后世所作方论，亦皆从药性出发阐释功效。如生脉散方论中，柯琴论曰："此孙真人为之急培元气，而以生脉名方也。麦冬甘寒，清权衡治节之司；人参甘温，补后天营卫之本；五味酸温，收先天天癸之原。三气通而三才立，水升火降，而合既济之理矣"（《古今名医方论·生脉散》）。柯琴认为，"仲景治伤寒，有通脉、复脉二法。少阴病里寒外热，下利清谷，脉微欲绝者，制通脉四逆汤，温补以扶阳；厥阴病外寒内热，心动悸，脉结代者，制复脉汤，凉补以滋阴。同是伤寒，同是脉病，而寒热异治者，一挽坎阳之外亡，一清相火之内炽也"（《古今名医方论·生脉散》）。指出了张仲景制通脉四逆汤和炙甘草汤的用意所在，同时将生脉散与二方对比，突出了生脉散的组方特点。如"生脉散，本复脉立法，外无寒，故不用姜、桂之辛散；热伤无形之气，未伤有形之血，故不用地黄、阿胶、麻仁、大枣，且不令其泥膈而滞脉道也。心主脉而苦缓，急食酸以收之，故去甘草而加五味矣。脉资始于肾，资生于胃，而会于肺。仲景二方重任甘草者，全赖中焦谷气，以通之复之，非有待于生也，此欲得下焦天癸之元气以生之，故不藉甘草之缓，必取资于五味之酸矣"（《古今名医方论·生脉散》）。

柯琴在概括张仲景方的分类时，也是基于药性理论。其将《伤寒论》方剂归纳为十剂，论曰："仲景方备十剂之法：轻可去实，麻黄、葛根诸汤是已；宣可决壅，栀豉、瓜蒂二方是已；通可行滞，五苓、十枣之属是已；泄可去闭，陷胸、承气、抵当是已；滑可去着，胆导、蜜煎是已；涩可固脱，赤石脂、桃花汤是已；补可扶弱，附子、理中丸是已；重可镇怯，禹余粮、代赭石是已；湿可润燥，黄连阿胶汤是已；燥可去湿，麻黄连翘赤小豆汤是已；寒能胜热，白虎、黄连汤是已；热能制寒，白通、四逆诸汤是已"（《伤寒论翼·制方大法》）。十剂之说，出自北齐·徐之才《药对》，唐·陈藏器《本草拾遗》也有记载；谓药之大体分十种，即宣剂、通剂、补剂、泄剂、轻剂、重剂、滑剂、涩剂、燥剂、湿剂，是以中药功效特性对方剂进行功用分类的一种方法。《内经》所载，只奇、偶两方；张仲景之方，实八法兼备。其时虽无十剂之说，而十剂之法亦寓其中。柯琴在"十剂"基础上又增寒、热二剂，且所举内容俱为张仲景方，虽与方书所传小异，义实贯通，故可汇而观之，从中亦可审视柯琴对张仲景方药认识之精准透彻。

药性固然是认识方药功效和组方配伍的重要依据。柯琴在方论中还重视疾病病机，强调方随法立，法随证出，而辨证的关键就是确定病机。如柯琴在《伤寒附翼》四逆汤方论中指出："只知以药性上论寒热攻补，而不知于病机上分上下浅深也，所以不入仲景之门也哉！"强调了病机在方证研究中的重要性。观张仲景六经分证，理法方药，规律严谨，对于疾病病机的分析尤为重要；而由此产生的具体治法，以及方药性能、配伍等方面，都是方论阐释的关键。同样以四逆汤为例，柯琴论曰："理中、四逆二方，在白术、附子之别。白术为中宫培土益气之品，附子为坎宫扶阳生气之剂。故理中只理中州脾胃之虚寒，四逆能佐理三焦阴阳之厥逆也。"（《伤寒附翼·四逆汤》）言简意赅地指出理中汤、四逆汤二方的功效，以及方中白术、附子之用。联系张仲景在扶阳诸方中的用药特点，如将干姜、附子并用，能迅破阴寒而急回阳气，用于三阴虚寒重证，确有扶危救脱之功；四逆汤、白通汤、通脉四逆汤等方，皆是其例。又如四逆汤回阳救逆，取效稍缓；干姜附子汤顿服急救，回阳亦速，而二方仅一味甘草之差别。所以，附子得干姜则性热，得甘草则性缓，古人之说自有一定道理，而其理论亦是建立在分析病机与药性之基础上的。

（2）参合法象，羽翼药物之用

法象，即法自然之象。运用药物的法象，以解释药物的奏效原理，是相对于性味之外的一大法门，称其为法象药理。具体而言，法象药理是我国古代医药学家依据传统象思维，结合已有的医药知识和实践经验，将中药外形、质地、颜色、气味、习性、生成环境等各种物态之象及属性特征，与天地自然和人相通应的象属性规律相关联，以解释药物具有某类相应性能和功效的本草理论。

自《神农本草经》起，就有法象药理的萌芽。如《神农本草经》载药三百六十五味以合周天之数；石脂有青石、赤石、黄石、白石、黑石五种，其味甘平，而有"五石脂，各随五色补五脏"（《神农本草经·中卷》）的记载。法象理论初步形成于宋代，以北宋末年的《圣济经》为代表。《圣济经·药理》篇，明确提出了"法象"一词，指出"天之所赋，不离阴阳；形色自然，皆有法象"。由于受到宋儒理学的影响，当时的医药学者们大兴探讨药理之风，通过观察动植物之本性，探究物理造化之玄机，从而总结出"万物皆有法象"的理论，并对药物的药理作用进行推衍。《圣济经·药理》一篇，可以说是中医学最早的药理专论。法象理论兴盛于金元时期，此时的代表著作，如李东垣的《药类法象》和《用药心法》、张元素的《珍珠囊》和《医学启源》。他们在宋人的基础上进一步探求药物的奏效原理，以药物的形、色、气、味、体为主干，利用气化、运气和阴阳五行学说，建立了一整套法象药理模式，极大地丰富了中药药理的内容，使临床由经验用药向理论用药迈进了一步。至明清时期，法象药理尤为盛行，著作众多。如李时珍的《本草纲目》，李中梓的《医宗必读》，张志聪的《本草崇原》，黄元御的《长沙药解》，徐大椿的《神农本草经百种录》等，皆对法象药理论述较多，更深入地揭示了中药性能及作用规律，对后世临床用药具有重要指导意义。

柯琴作为清代医家的杰出代表，继承了前辈医家的药理学研究成就，在方药的阐释中亦重视剖析药物的法象规律，结合药物的法象特点阐释方药之用。其在《伤寒附翼》中，明确提出"古人用药用法象之义"，而且柯琴亦参透《伤寒论》中不乏根据药物的法象特点而遣方用药的实例，如其分析黄连阿胶汤用药时论曰："鸡卵法太极之形，含阴阳两气，其黄走血分，故心烦不卧者用之，此仲景用药法象之义也"（《伤寒附翼·苦酒汤》）。柯琴深谙张仲景及前代诸家用药之法，在方论阐释中也是基于药性、参合法象，全面释义张仲景的组方用药特点。观其在《伤寒附翼》中所作方论，药物的质地轻重、纹理疏密、形状殊异、色泽特点；继而，气之清浊、味之厚薄，以及五行属性、五运六气之禀赋等方面的法象特点，皆是其阐发药物奏效之理的推论依据，从而使张仲景的组方用药规律更易为世人所认识和了解。以下就柯琴方论中参合药物的法象特点，以阐发药物功用的部分内容，予以分类介绍。

①**基于药物的形质特点**

法象药理学中，药物的形态、质地等自然状态与药物的功效有着密切的联系；基于同形相趋、同气相求的象思维特点，常用以解释药物功用。如麻黄汤方论中，柯琴论曰："麻黄中空外直，宛如毛窍骨节，故能去骨节之风寒，从毛窍而出，为卫分发散风寒之品。桂枝之条纵横，宛如经脉系络，能入心化液，通经络而出汗，为营分散解风寒之品。"（《伤寒附翼·麻黄汤》)麻黄辛苦温，能通透毛窍，宣卫分而为汗；桂枝辛甘温，能入心化液，通经络而作汗。故麻、桂并用，发汗之力较剧。所以，柯琴强调麻黄汤为"纯阳之剂，过于发散，如单刀直入之将。投之恰当，一战成功；不当则不戢而召祸。故用之发表，可一而不可再"（《伤寒论翼·麻黄汤》）。此处，柯琴借助药物形态阐发麻黄、桂枝的发汗之功。如麻黄"中空外直，宛如毛窍骨节"，桂枝"枝条纵横，宛如经脉系络"，从而分别具有"去骨节之风寒"和"通经络而出汗"之功。论中将二药在麻黄汤方中的相应作用形象地阐发出来，且与二药功效相吻合，确可羽翼药物之用。但需要指出的是，药物的治疗效果，取决于药物本身的性味特征，运用法象之理释义药物之用，必须在熟悉药物性能的基础上展开；若纯用法象为解，不但可能与实际效果不合，又难免使中药之用陷入玄幻之地。

②基于药物的五行属性

法象药理学认为，药物的五行属性，包含了药物的颜色、性味、形状等特征与五行五脏相配，从而具有相应的治疗作用。如柯琴在论述麻黄连翘赤小豆汤方时指出："小豆赤色，心家谷也。酸以收心气，甘以泻心火，专走血分，通经络，行津液，而利膀胱。梓白皮色白，肺家药也，寒能清肺热，苦以泻肺气，专走气分，清皮肤，理胸中，而散烦热，故以为君。"（《伤寒附翼·麻黄连翘赤小豆汤》）在小陷胸汤方论中，柯琴指出："瓜蒌实色赤形圆，中含津液，法象于心，用以为君，助黄连之苦，且以滋半夏之燥，洵为除烦涤痰、开结宽胸之剂"（《伤寒附翼·小陷胸汤》）。瓜蒂散方论中，柯琴论曰："瓜蒂色青，象东方甲木之化，得春升生发之机，能提胃中阳气，以除胸中之寒热，为吐剂中第一品。然其性走而不守，与栀子之守而不走者异，故必得谷气以和之。赤小豆形色象心，甘酸可以保心气。黑豆形色象肾，性本沉重，微熟而使轻浮，能令肾家之精气交于心，胃中之浊气出于口……前方以栀子配豉，此方以赤豆配豉，皆以形色取其心肾

合交之义"(《伤寒附翼·瓜蒂散》)。又如，通脉四逆汤中葱白之用，柯琴
释曰："葱秉东方之色，能行少阳生发之机；体空味辛，能入肺以行营卫之
气"(《伤寒论翼·通脉四逆汤》)。对吴茱萸汤方中吴茱萸之用，柯琴释曰：
"吴茱萸辛苦大热，禀东方之气色，入通于肝，肝温则木得遂其生矣。苦以
温肾，则水不寒；辛以散邪，则土不扰"(《伤寒论翼·吴茱萸汤》)。对黄
连阿胶汤方中鸡子黄，柯琴释曰："鸡子黄禀南方之火色，入通于心，可以
补离宫之火，用生者搅和，取其流动之义也。黑驴皮禀北方之水色，且咸
先入肾，可以补坎宫之精，内合于心，而性急趋下，则阿井有水精凝聚之
要也，与之相溶而成胶，用以配鸡子之黄，合芩、连、芍药，是降火归原
之剂矣"(《伤寒论翼·黄连阿胶汤》)。以上皆是基于药物的颜色，与五行
相应的脏腑相配，再结合药物本身的性味和形质特点，以阐发药物之用。

　　借助五行属性以解释药物之用，也是在熟知药性的基础上而为之，亦
不能单凭药物的颜色、形状、质地等法自然之象，以阐释药物的功效。如
在猪苓汤方论中，柯琴释曰："二苓不根不苗，成于太空元气，用以交合心
肾，通虚无氤氲之气也。阿胶味浓，乃气血之属，是精不足者，补之以味
也。泽泻气味轻清，能引水气上升，滑石体质重坠，能引火气卜降，水升
火降，得既济之理矣。且猪苓、阿胶，黑色通肾，理少阴之本；茯苓、滑
石，白色通肺，滋少阴之源；泽泻、阿胶，咸先入肾，培少阴之体；二苓、
滑石，淡渗膀胱，利少阴之用。五味皆甘淡，得土中冲和之气，是水位之
下，土气承之也。五物皆润下，皆滋阴益气之品，是君火之下，阴精承之
也。以此滋阴利水而升津，诸症自平矣"(《伤寒论翼·猪苓汤》)。在此方
论中，柯琴既根据药物颜色而与五脏相配的法象之意，如"猪苓、阿胶，
黑色通肾""茯苓、滑石，白色通肺"；又基于药性阐释功用，如"泽泻、
阿胶，咸先入肾，培少阴之体；二苓、滑石，淡渗膀胱，利少阴之用"；同
时还结合药物气味之"清浊厚薄"以释其用，如"阿胶味浓，乃气血之属，

是精不足者，补之以味也。泽泻气味轻清，能引水气上升，滑石体质重坠，能引火气下降，水升火降，得既济之理矣"。不难看出，在药性分析的基础上，柯琴亦试图通过法象理论找出张仲景方的用药规律。药物的五行属性无疑是对归纳辨证用药规律和联想、推衍药物的功用，都起到了积极的作用。

除了根据药物颜色与五行五脏相配属，柯琴还结合药物的质地、生长特性等方面，以同气相求，与相应脏腑相关联，从而解释相应的药物功用。如赤石脂禹余粮汤方论中，柯琴论曰："石者，土之刚也。二石皆土之精气所结，味甘归脾，气冲和而性凝静，用以固堤防而平水土，其功胜于草木耳。且石脂色赤入丙，助火以生土；余粮色黄入戊，实胃而涩肠。用以治下焦之标实，以培中宫之本也"（《伤寒附翼·赤石脂禹余粮汤》）。北齐·徐之才"十剂"有"涩可固脱"之说，后世以赤石脂、禹余粮为代表性药物。因赤石脂、禹余粮均为矿物质药，故有重以达下、涩以固脱的特点，为收涩止利之剂。凡下利经久，肠滑不禁，均可以此法堵塞止截。柯琴根据同气相求之理，将二者俱为"土石之精"，且"味甘归脾，气冲和而性凝静"，故可用以"固堤防而平水土"的药性特点加以阐发，实为二药"涩以固脱"之用的羽翼之说，也进一步丰富了二药的药性理论。又如，茵陈蒿汤方中茵陈蒿之用，柯琴释曰："茵陈秉北方之色，经冬不凋，傲霜凌雪，历遍冬寒之气，故能除热邪留结"（《伤寒附翼·茵陈蒿汤》），即是通过茵陈蒿"经冬不凋，傲霜凌雪，历遍冬寒之气"的生长特性，以联系其苦寒清热的功效，也是对药性理论的有效发挥。

③基于药物的动植物属性与生长环境

前人总结出这样一个规律，动物药治病是"以情治病"，而植物药是"以形治病"，这也是法象用药的一个特点。所谓"情"，是指动物生活的环境、习性及自身特点等；而植物的"形"，是指植物的用药部位、来源、生长环境等内容。临床治疗疾病，选择药物，往往与动、植物药的这些特性有着密切的关系。比如，桑螵蛸是螳螂产在桑树上的卵块，干燥后即形成一种卵鞘，称桑螵蛸，临床上根据其卵鞘入药，而且产卵多的特点，常被用于治疗不孕不育等证。又如，植物药中凡属藤类药物，几乎都有祛风除湿、舒筋活络止痛的作用，这些均是结合药物之"情"和"形"以治病的例子，也是中医学运用取类比象以阐发药物功用的典型实例。

柯琴在阐释张仲景方功效时，亦结合药物的动植物属性和生长习性等特征，用以解释药物的功效。如《伤寒附翼·抵当汤》方论中，柯琴论曰："蛭，昆虫之巧于饮血者也；虻，飞虫之猛于吮血者也。兹取水陆之善取血者攻之，同气相求耳。更佐桃仁之推陈致新，大黄之苦寒以荡涤邪热，名之曰抵当者，谓直抵其当攻之所也"（《伤寒附翼·抵当汤丸》）。又曰："水蛭赋体最柔，秉性最险，暗窃人血而人不知。若饮水而误吞之，留恋胃中，消耗血液，腹中或痛或不痛，令人黄瘦而死。观牛肚中有此者必瘦，可类推矣。虻虫之体，能高飞而远举，专吮牛血，其形气猛于苍蝇。观苍蝇取人血汗最痛，误食入胃，即刻腹痛，必泻出而后止。可知飞虫为阳属，专取营分之血，不肯停留胃中，与昆虫之阴毒不同也。仲景取虻、蛭同用，使蛭亦不得停留胃中，且更有大黄以荡涤之，毒物与蓄血俱去，而无遗祸。"（《伤寒附翼·抵当汤丸》）柯琴此段论述水蛭、虻虫二药的功用甚精，其理论自然是在对药性理解的基础上，再结合实际观察体会，从而对药性有了全面的认识。水蛭、虻虫二者皆为动物药，属血肉有情之品，其破血逐瘀的作用，可谓极为峻烈。柯琴把二者的生理习性，一为"昆虫之巧于饮血者"，一为"飞虫之猛于吮血者"，以同气相求，推衍出二药破瘀解凝的功用，也是法象用药之意，既使人善于理解记忆，也可更全面地认识水蛭、虻虫的药性特点。

综上所述，柯琴在方论中善于利用药物的法象特征，如结合药物的形色、质地、生长环境与季节因素、五行配属等特性，分析部分药物的功效，以物从其类、同形相趋、同气相求的法象之意，阐释药物在方中的治疗作用。法象药理，是中医药学家用来探究药物的作用规律和疗效机制的一种理论模式。法象药理在很大程度上，对于揭示药性和药物作用规律，以及形成特定的用药思维，确有可取之处。所以，前人归纳的法象用药方法和规律，至今仍具有一定的实用性。但需要指出的是，这种理论模式及推理方法，也明显带有认识的直觉性和概念的不确定性，所以也存在很大的局限性。如对一味药物的性能，只是借助药物性状去推衍，或从药色论归经，或从用药部位推衍功效等，虽有典型之例，但推而广之，不免挂一漏万。其简单、机械的推理方式，在一定程度上束缚了对药物作用实质的探求，对于理论发展起到了一定的滞后效应。而且，药物的治疗效果，固然取决于药物本身的气味特性，除应熟知本草类文献中所记载的药物详实效能外，必须在长期的临床使用中细致观察，方能全面认识药物，做到对药物的合理运用，真正使药尽其材。若纯用法象药理解释药物功效，不但有可能与实际效果不尽相合，也有牵强附会之疑。所以，柯琴在方论中，也重视对药物的性味归经、升降浮沉等药性分析，并不完全依赖于法象药理理论。

3. 柯琴方论，强调辨证立法处方

清·罗美《古今名医方论·凡例》曰："有方即有柄，自仲景始也；有方更有论，自成无己始也"。自成无己诠释《伤寒论》方之后，医家们喜为经方和历代名方书写方论，析微阐奥，各抒己见，使方药之理大明于世，如明代有《金匮衍义》《医方考》，清代有《古今名医方论》《删补名医方论》《医方集解》《医方论》等。柯琴研究《伤寒论》多年，其于《伤寒附翼》中亦作多首方论，是其总结前人经验，结合自己的临床实践，遵循中医理法方药之理，用灵活生动的笔法，对张仲景辨证立法用方规律的阐释。所以，后世往往称《伤寒附翼》为《伤寒论方论》，该书选用《伤寒论》方

101首，详解其方义。柯琴所作方论，本着"先明药之理，始得方之用，能知方，始可用方而不执方"（《古今名医方论·神术汤》）的精神，以病因、病机、病候、主治、君臣佐使结构、药物性能与功效、辨证加减、适应证及禁忌证等层次，条分缕析，阐释全面，系方论中之佼佼者。叶天士赞其曰："能独开生面，可为酬世之宝也。"（《伤寒附翼·叶序》）柯琴不仅为《伤寒论》之方书写方论，且对历代多首名方也作了方论，诸如补中益气汤、人参养荣汤、玉屏风散、生脉散等，以资后学。

柯琴方论，多为历代医家所重视和引用。罗美在《古今名医方论》一书中写道："友人韵伯，于仲景书探讨有年，所著《伤寒论翼》多所发明，故是编于伤寒方中，录其论最多，亦欲学者因之，略见仲景一斑耳。"该书载方共154首，方论200余则，在所选方论中，以《伤寒论》方为主，又以柯琴方论为最多，共选柯琴方论71首。清代吴谦的《删补名医方论》，即《医宗金鉴》卷二十六至三十三的八卷内容，收载《伤寒论》《金匮要略》《千金翼方》《外台秘要》及金元四大家至明代薛己等名医名著中的名方，共195首，其中选用柯琴方论47首。二书所载方论，虽在某些提法中略有增删，但均保留了柯琴方论的原意，对后世有极为广泛的影响。

柯琴对《伤寒论》方剂及部分后世名方作了深刻的剖析，补充了制方机理，阐发了组方用药规律，使理、法、方、药成为有机联系的统一体，使方剂的应用建立在辨证立法的基础上，对方剂理论的发展做出了极为重要的贡献。以下就柯琴"方论"的特点和影响做简要介绍。

（1）方剂分类，本于六经

经方分类研究由来已久，而具体分类方法各不相同。唐·孙思邈在《千金翼方》中创"方证同条，比类相附"之法，将经方与具体病证以类相从；金·成无己在《伤寒明理药方论》中，按《内经》理论将《伤寒论》方分为大、小、缓、急、奇、偶、复七方之制；明·许宏在《金镜内台方议》中，以剂型为据，将《伤寒论》113方分为汤、散、丸三类，并有主方和类方的区别；清·徐大椿在《伤寒论类方》中，亦采用"以方类证"的方法，将《伤寒论》方分为桂枝汤类、麻黄汤类、葛根汤类等12类。

按六经类方，系将《伤寒论》方剂以六经为纲进行划分，柯琴即是以六经类方的代表医家。这种按六经类分方剂的方法，早在元代王好古《阴证略例》一书中即有萌芽。该书按三阴分经遣方，仅对阴证用方加以分类，如"伤在厥阴，有当归四逆汤、当归四逆加吴茱萸生姜汤、吴茱萸汤；伤在少阴，有通脉四逆汤、四逆汤；伤在太阴，有理中丸"，可以看作是六经类方分类法的雏形。清代喻昌在《尚论后篇》卷三、卷四，也将《伤寒论》方按六经分类。如太阳伤风诸方（15方）、太阳伤寒方（39方）、太阳两伤方（10方）、太阳阳明合方（9方）、阳明少阳合方（6方）、三阴及各证方（39方），除去重复共计113方。

柯琴继承前人研究结果，主张经方分类当以六经为据。认为《伤寒论》中方剂，其治虽广，然各有侧重；其所治证偏于某经者，其方即应分列于某经。所以，《伤寒附翼》中将《伤寒论》方，分为"太阳方""阳明方""少阳方""太阴方""少阴方""厥阴方"六类。各经方论之前，均列六经方总论，如"太阳方总论""阳明方总论""少阳方总论""太阴方总论""少阴方总论""厥阴方总论"，并以"六经方余论"作为全论的结尾。在每一经总论后，分列该经所属方剂。如"太阳方总论"下列桂枝汤、麻黄汤、葛根汤等方；"阳明方总论"下列栀子豉汤、白虎汤、承气汤等方；"少阳方总论"下列小柴胡汤、大柴胡汤、柴胡桂枝干姜汤等方，三阴经亦然。每方后皆有方论，阐发张仲景辨证立法处方的规律，并对方剂组方之理、适应证、禁忌证等分别加以释义。

柯琴虽以六经类方，但并不拘泥于此，而是主张"方各有经，而用可不拘""六经各有主治之方，而他经有互相通用之妙"。以桂枝汤为例，

《伤寒论》中，不但见于太阳篇，亦见于阳明、太阴、厥阴等篇。柯琴释曰："桂枝汤为伤寒、中风、杂病解外之总方。凡脉浮弱、汗自出而表不解者，咸得而主之也。即阳明病脉迟汗出多者宜之，太阴病脉浮者亦宜之。则知诸经外证之虚者，咸得同太阳未解之治法，又可见桂枝汤不专为太阳用矣。"（《伤寒论注·桂枝汤证上》）柯琴之说的要点，即"合是证便用是方"。所以，柯琴的六经分类法，抓住了六经辨证、八纲辨证的精髓，体现了张仲景的辨证论治思想。

（2）方论阐释，基于辨证

方剂是中医理、法、方、药辨证体系中的一个重要组成部分，方剂要在辨证立法的基础上才能正确地运用，因此必须明确方剂与治法的关系，才能正确地组方遣药。方论，即医方论，又称方解、方义。方论不仅分析病因病机、药物配伍及剂量，还要详细阐释方剂的组成结构和特点、药物作用及配伍关系、方剂的适应证、药物的副作用及禁忌证等。方论要重点突出辨证论治原则，遵循中医理、法、方、药之程序。简言之，有方论，则使人知其所以然，示人应用之灵活性。

柯琴的六经类方法，基于六经辨证，其方论亦体现辨证立法的原则。柯琴云："仲景制方，不拘病之命名，惟求证之切当。"（《伤寒论翼·制方大法》）病机是疾病内在变化的可靠反映，辨证就是依据症状和病情确定病机，从而在处方用药时能有据可依，突出方剂的主要功效，以期能够适当地治疗疾病。柯琴在方论阐释中，尤其重视对证候病机的分析，根据病情提出治疗大法，再进行组方遣药。如桂枝汤方论曰："（桂枝汤）乃滋阴和阳、调和营卫、解肌发汗之总方也。凡头痛，发热，恶风，恶寒，其脉浮而弱，汗自出者，不拘何经，不论中风、伤寒、杂病，咸得用此发汗。若妄汗妄下，而表不解者，仍当用此解肌。如所云头痛、发热、恶寒、恶风、鼻鸣、干呕等病，但见一症便是，不必悉具，惟以脉弱自汗为主耳。"（《伤寒附翼·桂枝汤》)又如,十枣汤方论云:"仲景利水之剂种种不同,此其最峻者也。凡水气为患,或喘或咳,或利或吐,或吐利而无汗,病一处而已。此则外走皮毛而汗出,内走咽喉而呕逆,下走肠胃而下利,水邪之泛溢者,既浩浩莫御矣……但表邪已罢,非汗散所宜;里邪充斥,又非渗泄之品所能治。非选利水之至锐者以直折之,中气不支,亡可立待矣。"(《伤寒附翼·十枣汤》)诚如柯琴所言,"仲景之方,因证而设……见此证便与此方,是仲景之活法"(《伤寒论翼·阳明病解》)。徐大椿也持这一观点,如《伤寒论类方·自序》中写道:"盖方之治病有定,而病的变迁无定,知其一定之治,随其病之千变万化而应用不爽。"

六经辨证,是《伤寒附翼》方论部分的提纲和主线。六经辨证中,实际蕴含有八纲辨证。柯琴研究《伤寒论》理论至深,将六经辨证中蕴含的阴阳、表里、寒热、虚实八纲,进行了透彻的分析,使后学者对六经病特点和用方规律有了更直观的认识。柯琴云:"仲景以病分六经,而制方分表里寒热虚实之六法,六经中各具六法,而有偏重焉。太阳偏于表寒,阳明偏于里热,太阴偏于虚寒,厥阴偏于实热,惟少阳与少阴司枢机之职,故无偏重。而少阳偏于阳,少阴偏于阴,制方亦因之而偏重矣。"(《伤寒附翼·少阴方总论》)可见,六经辨证不能脱离八纲而独立存在,柯琴正是结合六经病各自的阴阳、表里、寒热、虚实特点进行立法处方。他在《伤寒论翼·六经正义》中云:"于诸病之表里阴阳,分为六经,令各得所司,清理脉症之异同,寒热之虚实,使治病者只在六经中下手,行汗、吐、下、和解、温补等法而无失也。"柯琴在《伤寒附翼》各经方总论中首先介绍该经立法处方特点,然后分论各方。可见,柯琴对张仲景六经方的认识,是基于六经辨证和八纲辨证,理清六经之表里、寒热、虚实、阴阳的八纲特点,即柯琴所谓的"经气各异",才能制出六经相应之方。

（3）类方比较，强调配伍

方剂效用，是通过药物的有机组合产生的综合治疗作用。方剂特性，是由该方选药的不同所决定的，每一方剂都体现了该方的配伍法则。柯琴在方论阐释中善于利用对比的方法阐明配伍之理，突出方剂的制方之法。如麻杏甘石汤，是《伤寒论》汗、下后"汗出而喘"的治疗用方；柯琴参透张仲景之意，谓《伤寒论》"特出此凉解之义，以比类桂枝加厚朴杏仁汤证，正与风寒、温病分泾渭处，合观温病提纲，而大旨显然矣"（《伤寒附翼·麻黄杏仁甘草石膏汤》）。方论中直接道出了两方主治之喘，有风寒和温热之不同。同时，柯琴还将麻杏甘石汤与大青龙汤和白虎汤加以鉴别，以阐明张仲景组方用药之理。柯琴论曰："此（麻杏甘石汤）大青龙之变局，白虎汤之先着也。石膏为清火重剂，青龙、白虎，皆赖以建功，然用之谨甚"（《伤寒附翼·麻黄杏仁甘草石膏汤》）。三方同用石膏，却因表里寒热之别，而有剂量和配伍的差异。大青龙汤主治寒邪束表，阳郁化热之证，其表寒重里热轻，故方中用麻黄发汗于外，用石膏以清里热，且麻黄用量倍于石膏。白虎汤主治阳明气分大热之证，症见身大热、汗大出、烦渴、不恶寒反恶热；故石膏为方中主药，剂量用至一斤，在三方中最大，并配伍知母以清胃热；因其证并无表寒，故不用发表宣肺之麻黄。麻杏甘石汤治疗表证汗、下后，邪热迫肺所致的汗出而喘，故用此辛凉清透之法，以外宣皮毛，内利肺气；其石膏之用量，介于大青龙汤和白虎汤之间。对于三方的配伍，柯琴论曰："青龙以恶寒脉紧，兼用姜、桂以扶卫外之阳。白虎以汗后烦渴，兼用参、米以保胃脘之阳也。此（麻杏甘石汤）但热无寒，佐姜、桂则脉流薄疾，斑黄狂乱作矣；此（麻杏甘石汤）但热不虚，加参、米则食入于阴，气长于阳，谵语腹胀矣"（《伤寒附翼·麻黄杏仁甘草石膏汤》）。此论从脉证和病机出发，对三方的方药配伍及剂量变化予以分析，突显了各方的辨证要点。

　　此外，柯琴在生脉散方论中，将其与复脉汤相鉴别。二方同为脉病，而制方截然不同。柯琴提出，《伤寒论》中有通脉、复脉二法，通脉即通脉四逆汤，证见里寒外热、下利清谷、手足厥逆、脉微欲绝，制通脉四逆汤，温补以扶阳；复脉即炙甘草汤，以心动悸、脉结代为主症，制复脉汤，凉补以滋阴。柯琴认为，生脉散亦为复脉之类，但因病机不同，制方与炙甘草汤迥异。如《古今名医方论·生脉散》中，记载有柯琴如下方论："生脉散，本复脉立法，外无寒，故不用姜、桂之辛散；热伤无形之气，未伤有形之血，故不用地黄、阿胶、麻仁、大枣，且不令其泥膈而滞脉道也。心主脉而苦缓，急食酸以收之，故去甘草而加五味矣。脉资始于肾，资生于胃，而会于肺。仲景二方重任甘草者，全赖中焦谷气，以通之复之，非有待于生也，此欲得下焦天癸之元气以生之，故不藉甘草之缓，必取资于五味之酸矣。"通过与复脉汤对比，生动地揭示了生脉散的配伍与制方之法。

（4）理论发挥，立言精当

　　柯琴的经方研究造诣之深，颇为后学称道。其在《伤寒附翼》中共作方论101首，其中部分方论在《古今名医方论》和《删补名医方论》二书中亦有收载。除此之外，二书中还收载了柯琴对部分后世名方所作之方论，如补中益气汤、独参汤、保元汤等。柯琴所著方论，立言精当，发挥和补充了前人理论，对方剂制方之理的发展起到了承前启后的作用。

　　《伤寒论》的方剂，上溯岐黄，下逮百世，其方剂普遍具有组方精简，配伍严密的特点，很多经方少则二三味药，多则亦不过七八味，可谓方简而效宏，经亿万人次临床实践而疗效显著。所以，约方简药为柯琴所力倡，固然也是其尊崇经方的重要原因。柯琴对张仲景方钟爱有加，亦对部分后世时方大加赞赏，尤其对精简小方的组方之理说理透彻，对后学颇有启发。

　　独参汤是治疗元气不支而脉微欲绝证，及妇女血崩、产后血晕证之用方，用一味人参浓煎顿服以益气固脱。柯琴在独参汤方论中写道："一人而系一世之安危者，必重其权而专任之；则一物而系一人之死生者，当重其分两而独用之……故先哲于气虚血脱之证，独用人参三两，浓煎顿服之，能挽回性命于瞬息之间，非他物所可代。"（《古今名医方论·独参汤》）此一语道破独参汤单用人参药少力专的组方特点。对于世人恐人参大补而敛邪，故常减量而试之，或加消耗之品以制约其性，柯琴指出"其权不重，力不专，人何赖以得生？故如古方霹雳散、独圣散、大补丸、举卿古拜等方，皆用一物之长，而取效最捷，于独参汤何疑耶"（《古今名医方论·独参汤》）？柯琴还提出，善用方者，还当临证随机应变，可根据病机需要，于独参汤中，或加童便，或加姜汁，或加附子，或加黄连，以相得相须，相辅相成，亦不影响独参汤之用。柯琴还列举薛新甫治疗中风之案，于三生饮（生川乌、生附子、生南星、木香、人参）中加人参两许，以驾驭其抑，亦是活用独参汤之意。

补中益气汤，是李东垣创制的"甘温除热"法的代表方剂。李东垣根据《黄帝内经》"劳者温之""损者益之"，及"甘温除大热"的理论，对"劳倦伤脾，谷气不盛，阳气下陷阴中而发热"的疾病，提出"补中益气"之法，制补中益气汤补其中而升其阳。李东垣认为，凡脾胃内伤不足之证，最忌苦寒之药，当用甘温之品升其阳。柯琴在补中益气汤方论中，从治法和用药出发，对"甘温除热"之理进行了精辟的阐释。柯琴论曰："凡脾胃一虚，肺气先绝，故用黄芪护皮毛而开腠理，不令自汗；元气不足，懒言，气喘，人参以补之；炙甘草之甘以泻心火而除烦，补脾胃而生气。此三味除烦热之圣药也。佐白术以健脾；当归以和血；气乱于胸，清浊相干，用陈皮以理之，且以散诸甘药之滞；胃中清气下沉，用升麻、柴胡，气之轻而味之薄者，引胃气以上腾，复其本位，便能升浮以行生长之令矣。"（《古今名医方论·补中益气汤》）柯琴认为，方中"黄芪护表，人参固里，甘草和中，三气治而元气足矣。李东垣以此三味，能泻火、补金、培土，为除烦热之圣药"（《古今名医方论·保元汤》）。故补中益气汤、保元汤等补益剂，皆用此三味药。对于气与火的关系，柯琴在保元汤方论中进一步阐释说："人知火能克金，而不知气能胜火；人知金能生水，而不知气即是水。此义惟东垣知之，故曰参、芪、甘草，除烦热之圣药。要知气旺则火邪自退。"直揭李东垣"火与元气不两立，一胜则一负"的病机内涵，故用甘温之品扶助元气，是气旺则火邪自退，把补中益气汤的制方主导思想阐发无遗。故罗美赞其曰："妙理独发！"对于方中升麻、柴胡之用，柯琴解释说："补中之剂，得发表之品而中自安；益气之剂，赖清气之品而气益倍。此用药有相须之妙也"（《古今名医方论·补中益气汤》）。其从宏观角度，将气味轻薄之升麻、柴胡在方中的配伍意义揭示出来，亦是李东垣制方用药的亮点所在。

《黄帝内经》早有"气虚多寒证"之论，张景岳亦谓"气不足便是寒"，此是言其常；李东垣所谓的内伤发热（气虚发热），则是言其变。凡证属劳倦伤脾，清阳不升，阴火内生，而伤其升发之气，使内热并虚阳而浮越的发热，皆可治以补中益气汤。所以，"甘温益气"是针对中气不足之证，"甘温除热"是治疗中气不足而气虚发热的治疗大法。除补中益气汤之外，以"甘温益气"立法组方的方剂，还有升阳益胃汤、益气聪明汤、升陷汤、小建中汤、归脾汤等方，柯琴在方论中的释义，对领悟该类方剂的制方要旨大有裨益。

人参养荣汤，具有益气补血、养心安神之功，用于治疗脾肺俱虚、气虚血少之证。人参养荣汤与八珍汤、十全大补汤的组方结构基本相同，而陈皮、川芎等药的增减变化，决定了该方的功效与后二方迥异。对此，柯琴在方论中做了精辟的诠释。柯琴论曰："古人治气虚以四君，治血虚以四物，气血俱虚者以八珍，更加黄芪、肉桂，名十全大补，宜乎万举万当也。而用之有不获效者，盖补气而不用行气之品，则气虚之甚者，无气以受其补；补血而仍用行血之物于其间，则血虚之甚者，更无血以流行。故加陈皮以行气，而补气者，悉得效其用；去川芎行血之味，而补血者，因以奏其功。此善治者，只一加一减，便能转旋造化之机也。"(《古今名医方论·人参养荣汤》)从柯琴的注释，不难看出人参养荣汤的配伍特点在于，该方补气而加行气之品，补血而减行血之药，杜绝了"气虚之甚者，无气以受补""血虚之甚者，无血以流行"的弊端，使全方功效相得益彰，组方配伍更为合理，虽未冠"八珍""十全"之名，而收效亦如"十全"之意。

（5）遵经不泥古，敢于自我否定

"发表不远热，攻里不远寒"，最早见于《素问·六元正纪大论》。王冰注曰："汗泄故用热不远热，下利故用寒不远寒，皆以其不往于中也。如是则夏可用热，冬可用寒"。柯琴遵经而不泥古，在阐释解表剂与攻下剂的配伍用药规律时，对"发表不远热，攻里不远寒"理论进行了发挥。

《伤寒论翼·制方大法》云："按发表攻里，乃御邪之长技。盖表证皆因风寒，如表药用寒凉，则表热未退，而中寒又起，所以表药必用桂枝，发表不远热也，然此为太阳表热言耳……里证皆因郁热，下药不用苦寒，则瘀热不除，而邪无出路，所以攻剂必用大黄，攻里不远寒也，然此为阳明胃实言耳。"表证多由风寒所致，治疗当用辛温发散的药物以解表，即"发表不远热"之意，柯琴尤其强调桂枝之用；对里实热证，当用苦寒降泄药，使邪去热除，即"攻里不远寒"之意，柯琴提出大黄为必用之品。治表（太阳）以辛解，治里（阳明）宜清下，自是定法。柯琴读书善悟，且能以此例彼，举一反三。姚止庵在《素问经注节解》中，亦对发表、攻里治法的用药特点加以阐释。如"中于表者多寒邪，故发表之治不能远热，夏月亦然；郁于里者多热邪，故攻里之治不能远寒，冬月亦然……寒邪在表，非温热之气不能散，故发表者不远热。热郁在内，非沉寒之物不能除，故攻里不远寒"。自可证明柯说不误，也可从中悟出，若治疗需要，夏月亦可用热药，冬月亦可用寒药。此时令用药，亦为"发表不远热，攻里不远寒"的引申义。

对于发表用桂枝、攻里用大黄，柯琴也从药性和配伍角度进行了论证。如《伤寒论翼·制方大法》："桂枝，汗剂中第一品也。麻黄之性，直达皮毛；生姜之性，横散肌肉。故桂枝佐麻黄，开玄府而逐卫分之邪，令无汗者有汗而解，故曰发汗；桂枝率生姜，则开腠理而驱营分之邪，令有汗者复汗而解，故曰解肌"。所以，麻黄汤、桂枝汤二方皆用桂枝，二者皆宜表证，皆以解表发汗为法。大黄攻里之用，柯琴论曰："以药之为性，生者锐而先行，熟者气纯而和缓。仲景欲使芒硝先化燥屎，大黄继通地道，而后枳、朴除其痞满，缓于制剂者，正以急于攻下也"（《伤寒附翼·大承气汤》）。论中从药性、功效和煎服法角度，阐释了大黄在大承气汤中的作用。同时，在《伤寒论翼·制方大法》中，柯琴还指出"仲景用攻下，不专指大便"。吴又可在《瘟疫论》中，亦有"殊不知承气本为逐邪而设，非专为结粪而设也"的说法。所以，承气汤法，不仅阳明燥结者可以施用；阳明郁热之重者，亦可用于泻热，调胃承气汤治疗"蒸蒸发热"即是明证。其他，如黄龙汤、增液承气汤等，方中皆用大黄以取泄热之用，也可以看作是对"攻里不远寒"的进一步发挥。

《伤寒论注》与《伤寒附翼》的成书年代有先后之别，随着柯琴对《伤寒论》方证理论研究的深入，对部分方证的认识也有所改变。柯琴勇于纠正自己著作（《伤寒论注》）中的错误，在《伤寒附翼》中提出正确的观点。如当归四逆汤证，柯琴在《伤寒论注·四逆汤证下》注曰："此条证为在里，当是四逆本方加当归，如茯苓四逆之例。若反用桂枝汤攻表，误矣。既名四逆汤，岂得无姜、附？"当归四逆汤，是桂枝汤去生姜，加当归、细辛、通草而成。方中当归、芍药养血和营；桂枝、细辛通阳散寒；木通利关节、通经络；炙甘草、大枣益胃和中，为治疗厥阴血虚寒凝致厥的常用效方。

柯琴疑本方应是四逆汤加当归，认为既名"四逆"，方中必有姜、附，自属偏见。观《伤寒附翼》当归四逆汤方论，柯琴从根本上否定了其《伤寒论注》中的某些观点。如其所云："是方桂枝得归、芍，生血于营；细辛得通草，行气于卫；甘草得枣，气血以和。且缓中以调肝，则营气得至手太阴，而脉自不绝；温表以逐邪，则卫气行四末而手足自温。不须参、术之补，不用姜、附之燥，此厥阴之四逆，与太少不同治，而仍不失辛甘发散为阳之理也。"解释了厥阴血虚寒凝与少阴阳虚阴盛之四逆的病机区别，从而决定了二方组方用药之不同。从柯琴的上述做法，可以看出中国古代医家实事求是、勇于纠正自己错误的优良风范。有鉴于此，我们应当将柯琴先后不同时期的著作前后对比研读，必能从中感悟柯琴严谨治学的学风。

柯琴

临证经验

柯琴注释《伤寒论》，理论上有独到的创见，备受后人关注。然而柯琴并没有临床治疗经验方面的专著传世，《伤寒来苏集》中亦没有柯琴临床治验的专篇或临证医案的记载，仅在《伤寒附翼》方论部分，提及了数条其临床用方的经验，可谓珍贵之至。另外，在《伤寒论翼·孙序》中，其同乡孙金砺记录了柯琴治愈其咳血一案，是柯琴仅存的临证医案。现将柯琴临床治验之原文一一辑录，并在其后附按语加以释义，以供读者参考。

一、方剂使用心法 🦢

1. 桂枝汤

桂枝汤　桂枝、芍药、甘草（炙）、生姜、大枣。

此为仲景群方之魁，乃滋阴和阳、调和营卫、解肌发汗之总方也。凡头痛、发热、恶风、恶寒，其脉浮而弱，汗自出者，不拘何经，不论中风、伤寒、杂病，咸得用此发汗。若妄汗妄下，而表不解者，仍当用此解肌。如所云头痛、发热、恶寒、恶风、鼻鸣、干呕等病，但见一症便是，不必悉具，惟以脉弱自汗为主耳。

愚常以此汤治自汗、盗汗、虚疟、虚痢，随手而愈，因知仲景方可通治百病。

按语：桂枝汤为太阳中风表虚证的主治之方，柯琴全面地概括了桂枝汤的功用，即"滋阴和阳、调和营卫、解肌发汗"。桂枝汤证的病机，张仲景原文作"卫强营弱""阳浮而阴弱""卫气不共荣气谐和"，三者之义略同，皆指营卫不和。故以桂枝汤调和营卫，重在宣卫通阳而和营阴，其辨证以"脉弱自汗"为主；无论伤寒汗后，或中风自汗，或杂病汗出，证属营卫不和者，皆可用之。桂枝汤又有调和阴阳之功，凡病无论表证里证，都是阴阳失调的结果。其治疗总则，即是"谨察阴阳所在而调之，以平为期"。桂枝汤内含桂枝、甘草，辛甘化阳；又有芍药、甘草，酸甘化阴。阴阳和则表里和，所以，桂枝汤不但疗外感，而且治杂病。正如徐大椿所说："此汤表证得之为解肌和营卫，内证得之为化气调阴阳。"（《伤寒论类方·桂枝汤类》）另外，桂枝汤亦可调理脾胃，顾护后天之本，方中桂、姜、枣、草，均可作饮食调味品，有健脾开胃之功。脾胃为后天之本，气血生化之源，桂枝汤于调理脾胃之中，以达调和营卫阴阳的目的。正如章虚谷所言，"此方立法，从脾胃以达荣卫，周行一身，融表里，调阴阳，和气血……故无论外感内伤，皆可取法以治之"（《医门棒喝二集伤寒论本旨·卷一》）。刘渡舟教授认为，《伤寒论》在治法上确立了两个前提：一个叫'阴阳自和'，一个叫'保胃气、存津液'"（《伤寒论十四讲·伤寒论治疗法则》）。这两个治法大要，皆蕴含于桂枝汤方中。可见，张仲景将桂枝汤列于诸方之首，柯琴称其为"群方之魁"，实属当之无愧。观《伤寒论》和《金匮要略》中，桂枝汤加减方多达30余首，皆从本方调和营卫、调和阴阳、调理脾胃的治疗作用出发，而随证加减变化。

　　桂枝汤临床运用十分广泛，不论中风，伤寒，外感，内伤，或内外妇儿各科，凡属营卫失调、阴阳不和，皆可用之。如：柯琴治疗汗证、虚疟、虚痢，皆以桂枝汤随治而愈。汗证，虽有自汗、盗汗之别，若除外里热、气血阴阳之虚等因素，皆可按"营卫不和"进行辨治。此即张仲景所谓"病常自汗出者……以卫气不共荣气谐和故尔……复发其汗，荣卫和则愈，宜桂枝汤"（《伤寒论》53条）。营卫，即人体之阴阳，宜相将而不宜相离。营卫谐和，则阴阳协调，卫为之固，营为之守。若营卫不和，阴阳相悖，卫阳不固营阴则汗出，营阴不济卫阳而发热，故可见"发热汗出"之症，无论有无表证，皆可治以桂枝汤，令卫与营和，则汗出自愈，发热自止。所以，汗证治以桂枝汤，是临床辨治的重要思路，柯琴继承张仲景之学，起到了很好的示范作用。柯琴所谓"虚痢"，当为久病下利，正气渐虚，营卫气血不和，气血乖乱，传导失常，而见下利不止。亦可伴有形体消瘦、肌肤甲错等营卫气血不和之象。用桂枝汤调和营卫以止利，乃"逆流挽舟"之法也。虚疟，《金匮翼》记载："或体虚而病疟，或因疟而致虚。六脉微弱，神气倦怠，是以补养正气为主。"虚疟的寒热交作，若伴见食欲不振、腹满便溏、脉濡弱等症，亦可以桂枝汤调和营卫、调理脾胃而奏功。所以，后世常谓桂枝汤为"补益第一方"，实不为过。柯琴谓"仲景方可通治百病"，桂枝汤则首屈一指，皆因其具调和阴阳、营卫、气血之功矣。

2. 麻黄汤

麻黄汤　麻黄、桂枝、杏仁、甘草（炙）。

治风寒在表，头痛项强，发热身痛，腰痛，骨节烦疼，恶风恶寒，无汗，胸满而喘，其脉浮紧、浮数者。此为开表逐邪发汗之峻剂也。

若脉浮弱、汗自出者，或尺脉微迟者，是桂枝所主，非此方所宜。盖此乃纯阳之剂，过于发散，如单刀直入之将。投之恰当，一战成功；不当则不战而召祸。故用之发表，可一而不可再。如汗后不解，便当以桂枝汤代之。若汗出不透，邪气留连于皮毛骨肉之间，又有麻桂合半与桂枝二麻黄一之妙用。若阳盛于内而无汗者，又有麻黄杏仁石膏连翘赤小豆等剂，此皆仲景心法也。

予治冷风哮与风寒湿三气成痹等证，用此辄效，非伤寒一证可拘也。

按语：麻黄汤为太阳伤寒表实证而设，其病机为风寒外束，卫阳被遏，营阴郁滞。伤寒表实证概括起来有三组症状，即寒热、疼痛、无汗而喘。脉浮紧为表实证主脉，其脉亦有不浮紧，而见但浮或浮数者。若是只审其病势在表，脉证无虚象，而汗不外泄者，即可使用麻黄汤开发腠理、宣透毛窍、解表发汗。方中麻黄辛苦温，能通毛窍、宣卫分而为汗。桂枝辛甘温，能入心化液，通经络而作汗。麻、桂并用，发汗之力较剧。杏仁苦温，苦能下气，温能宣发。麻、杏并用，可收平喘降逆之功。甘草调和诸药。全方组合，于表实无汗而喘之证，甚为恰当。然麻黄汤为发汗峻剂，用之不当，易生它变。所以，柯琴指出"用之发表，可一而不可再"；若伤寒汗后不解，腠理已疏，虽有表证，亦应以桂枝汤调和营卫善后。又如，脉浮弱而汗出，为表虚证，当与桂枝汤。若太阳表证存在，而脉现虚象，如尺脉微迟者，也应从桂枝汤调和营卫着手。若兼营气虚，可用桂枝新加汤；兼表阳虚，可用桂枝加附子汤等。若属太阳轻证，表邪留连肌表不解，发热恶寒，热多寒少，一日数发如疟状，不得小汗出而身痒等，宜桂麻各半汤宣透肌表以微汗，或桂二麻一汤调和营卫以微汗。

若外有表证而无汗，里热始盛而烦躁，可与麻黄汤加石膏，即大青龙之义以解表清里；若肺热壅盛，喘满汗出，可用麻杏甘石汤，是变辛温为辛凉宣透之法；若伤寒瘀热在里，身必发黄，用麻黄连翘赤小豆汤，是于宣散透表中而有清热利湿退黄之功。凡此种种，皆从麻黄汤加减变化而来，主治证候虽各不相同，但均基于麻黄汤发汗解表、宣肺平喘之功，临证加减还有麻杏苡甘汤、越婢汤、麻黄加术汤等，学者当举一反三，灵活运用。柯琴以麻黄汤治疗冷风哮与痹证，前提是二者皆有表证存在。冷风哮，多由肺内素有痰饮内伏，又因风寒外感而引发，常见胸闷窒塞、呼吸不利、咳喘痰多、喉间痰鸣等症，若兼见风寒束表之证，可予麻黄汤外散风寒，内宣肺气。痹证，多由风寒湿三气杂至，可见周身关节疼痛，与伤寒表实证"头痛、身疼、腰痛、骨节疼痛"病机一致，皆因风寒湿邪痹阻于经络骨节，不通则痛。与麻黄汤治疗，还当见风寒外束，营卫郁闭，无汗恶风等表证。柯琴"非伤寒一证可拘"之语，道出了伤寒方可通治杂病之理。

3. 小青龙汤

小青龙汤　麻黄、桂枝、白芍、炙草、干姜、细辛、半夏、五味子。

伤寒表不解，心下有水气，干呕发热而咳，或渴，或利，或噎，或小便不利、少腹满，或喘者，用此发汗利水。惟发热干呕而咳，是本方之当证。

两青龙俱两解表里法，大青龙治里热，小青龙治里寒，故发表之药同，而治里之药殊也。此与五苓同为治表不解而心下有水气。在五苓治水蓄而不行，故大利其水而微发其汗，是为水郁折之也。本方治水之动而不居，故备举辛温以散水，并用酸苦以安肺，培其化源也。兼治腹胀最捷。

此方又主水寒在胃，久咳肺虚。

按语： 小青龙汤为外寒内饮证而设。伤寒表不解，即有头痛、恶寒、发热、无汗等表证存在；心下有水气，指内有停饮，可见干呕、咳喘等里证。病因心下素有寒饮，又因风寒束表，遂至肺气不利，胃气上逆。此证病机为外寒内饮相搏于肺，即《灵枢·邪气脏腑病形》篇"形寒寒饮则伤肺，以其两寒相感，中外皆伤，故气逆而上行"之义。本证喘咳当属主症，观《伤寒论》《金匮要略》中小青龙汤条文即知。因水气变动不居，又有或渴、或利等或然证。小青龙汤为表里双解之剂，用麻黄、桂枝、芍药、甘草，解肌表，和营卫，辛散外寒；干姜、细辛、半夏、五味子，散水气，宣气道，温化里饮。方中干姜、细辛、五味子三味药，是仲景治疗寒饮咳喘之核心药物，与麻黄、桂枝相伍，则温中有滋，散中有敛，使寒饮温散的同时，又可避免肺气耗伤。外感咳喘，多忌五味子、白芍等酸敛收涩之品，本方则与麻黄、桂枝、细辛等辛温宣散药同用，正可使药力不至纯然外散，而欲取其散中有敛之功，与但用酸收止咳，又有不同，可见经方用药配伍之妙。

小青龙汤重在温化寒饮，其主症重在咳喘，而不在于表证的有无；但见咳嗽气喘，痰冷质稀量多，舌苔水滑，脉浮弦或弦紧者，皆可考虑使用。然而，本方毕竟辛散温燥有余，虚人误服，可上耗肺气，下拔肾根，对此《金匮要略·痰饮咳嗽病脉证并治》篇已有记载。因此，服用本方应中病即止，不可久服。一旦病情缓解，寒饮未退，即可遵《金匮要略》"病痰饮者，当以温药和之"之义，改用苓桂剂善后。

大、小青龙汤皆为两解表里之剂，二者发表之药相同，而大青龙兼治里热，小青龙兼散寒饮，故柯琴谓"治里之药殊也"。五苓散证亦是表里同病，表证有脉浮、发热，里证有口渴、小便不利、少腹里急，其病机重点是水蓄膀胱，故用五苓散于利水中而有和表之义，与小青龙汤外散表寒、内化寒饮，自不相同。柯琴谓本方"兼治腹胀最捷"，其腹胀当由水饮变动不居所致，治以小青龙汤，其寒饮得以温化，则腹胀之症自除。"水寒在胃"，即是"心下有水气"，可见干呕或呕吐清水痰涎之症，自是小青龙汤主治范围。至于"久咳肺虚"之证，当酌情增加五味子用量，以防小青龙汤过于耗散肺气。李培生教授治疗水寒在胃，或久咳肺虚之证，每以小青龙汤合桂苓五味甘草汤、六君子汤等加减化裁，疗效显著，可见柯说不误。

4. 桂枝甘草龙骨牡蛎汤

桂枝甘草龙骨牡蛎汤　桂枝、甘草（炙）、龙骨、牡蛎。

火逆又下之，因烧针而烦躁，即惊狂之渐也。急用桂枝、甘草以安神，加龙骨、牡蛎以救逆。近世治伤寒者，无火熨之法，而病伤寒者，多烦躁惊狂之变，大抵用白虎、承气辈，作有余治之。然此证属实热者固多，而属虚寒者间有，则温补安神之法，不可废也。更有阳盛阴虚而见此证者，当用炙甘草汤加减，用枣仁、远志、茯苓、当归等味，不可不知。

按语：桂枝甘草龙骨牡蛎汤为《伤寒论》心阳虚烦躁证而设。此证"烦躁"，自属"惊狂"之渐，观《伤寒论》112条"伤寒脉浮，医以火迫劫之，亡阳必惊狂，卧起不安者，桂枝去芍药加蜀漆牡蛎龙骨救逆汤主之"

即知。《素问·生气通天论》曰："阳气者，精则养神"，本证由烧针劫汗，致汗液外泄，心阳亦随汗外越，故导致神明不安，而出现神识失常的烦躁之候。方用桂枝甘草龙骨牡蛎汤，取桂枝、甘草以温补心阳；龙骨、牡蛎，重可镇怯安神，涩以敛汗固脱。本方不仅适合于心阳不足之心悸、多汗、夜眠不安、烦躁惊狂等证，兼有心阴不足者，亦可以本方加人参治之。另外，本证较桂枝去芍药加蜀漆牡蛎龙骨救逆汤证为轻，故小制其剂，用药剂量轻，药味亦减。

临床上烦躁、惊狂之变，属实热者居多，即《素问·至真要大论》"诸躁狂越，皆属于火"之谓，故多治以白虎、承气之辈清泄邪热。然属虚寒者亦间而有之，故柯琴强调此"温补安神之法，不可废也"。柯琴所云"阳盛阴虚"而见烦躁者，实属心之气阴两虚，心失所养而致，亦可伴见心动悸、脉结代之证，故可予炙甘草汤气阴双补、阴阳并调以治之，可酌加酸枣仁、远志、茯神、当归等养血安神之品。

5.大陷胸丸（汤）

大陷胸丸　大黄、芒硝、杏仁、葶苈、甘遂。

大陷胸汤　大黄、芒硝、甘遂。

病发于阳，而反下之，邪入于胃中与不得为汗之水气，结而不散。心中硬痛，因名结胸。然结胸一证，有只在太阳部分者，有并病阳明者，此或丸或汤，有轻重缓急之不同也。

结在太阳部分者，身无大热，但头汗出，项亦强如柔痓状，寸脉浮，关脉沉，是病在上焦，因气之不行，致水之留结耳。夫胸中者，太阳之都会，宗气之所主，故名气海。太阳为诸阳主气，气为水母，气清则水精四布，气热则水浊而壅瘀矣。此水结因于气结，用杏仁之苦温，以开胸中之气，气降则水下矣。气结因于热邪，用葶苈之大寒，以清气分之热，源清而流洁矣。水结之所，必成窠臼，甘遂之苦辛，所以直达其窠臼也。然太阳之气化，不行于胸中，则阳明之胃腑，亦因热而成实。必假大黄、芒硝，小其制而为丸，和白蜜以缓之，使留恋于胸中，过一宿乃下，既解心胸之结滞，又保肠胃之无伤。此太阳里病之下法，是以攻剂为和剂者也。

其并病阳明者，因水结于胸，上焦不通，则津液不下，无以润肠胃，故五六日不大便，因而舌干口渴，日晡潮热，是阳明亦受病矣。心下至小腹硬满而痛不可近，脉沉紧者，此水邪结于心胸，而热邪实于肠胃。用甘遂以浚太阳之水，硝黄以攻阳明之实。汤以荡之，是为两阳表里之下法也。

二方比大承气更峻，治水肿、痈疾之初起甚捷。然必视其人之壮实者施之，如平素虚弱，或病后不任攻伐者，当念虚虚之祸。

按语： 结胸有热实结胸与寒实结胸之分，此二方皆为热实结胸证而设。结胸证的形成，有因表证误下而得，亦有不因误下而成者，其病机皆为邪热与水饮相结于胸膈心下，以胸膈、心下硬满疼痛为主症。二方区别在于，大陷胸丸证病位偏于胸膈高处，可见心下硬满疼痛而连及胸胁，因病位偏上，邪实于上，经脉不利，水热郁蒸，故有项强、汗出之证。柯琴认为本证重在气结，可谓一语中的。因肺主一身之气，为水之上源，气郁则水热结实，而成结胸。水热结实又阻碍胸中大气之运行，故还可见喘促呼吸不利之证。大陷胸丸方中，甘遂逐水破结，葶苈子、杏仁降气通痹，大黄、芒硝泻热去实。加白蜜为丸煮服，即《内经》"补上治上治以缓"之意，是专为邪结高位的结胸立法。

大陷胸汤证，因热实相结程度较重，病位影响范围较广，故有从心下至少腹硬满疼痛而不可近的重症表现。病属热实，自有口干口渴、心烦懊恼、舌红苔黄、脉沉紧之象。水热互结为本证病机重点，或可兼见日晡所小有潮热、不大便等阳明腑实之证，即柯琴所谓"并病阳明者"。柯琴将本证释为"水邪结于心胸，而热邪实于肠胃"，是强调结胸重证既有水热结于心胸，又有热结成实于肠腑，结合柯琴在《伤寒论注·陷胸汤证》中所说：

"上条言热入是结胸之因，此条言水结是结胸之本，互相发明结胸病源"，不难看出其用意。大陷胸汤证临床辨证，应抓住两个特征：一是胸腹部硬满疼痛，按之如石；二是脉沉紧有力。方中大黄、芒硝泻热荡实，甘遂逐水破结。方后注"得快利，止后服"，是取其急荡实邪之义，是为热实结胸之重证立法。临床运用本方要注意三点：一要注意患者体质，正虚之体慎用，谨防伤正；二要中病即止；三药量宜轻，尤其甘遂性猛有毒，不宜过用。

相较于大承气汤，此二方药力峻猛，尤以大陷胸汤为甚。成无己云："利药之中，此（大陷胸汤）为破剂，伤寒诸恶，结胸为甚，非此汤不能通利之。剂大而数少，取其迅疾，分解结邪，此奇方之剂也。"（《伤寒明理论·卷四》）曹颖甫在《经方实验录》中曾收载王季寅先生亲历之腹痛一案，初服大承气汤泻下沉积数次，胸腹满痛稍减。次日，腹中满闷硬痛如故，再进大承气汤疼痛丝毫不减，而元气不支，精神衰惫。其后，作者忆起大结胸之证，遂在方中加入甘遂，即大黄二钱、芒硝五分、甘遂末一分，服后泻下黑色棉油状秽浊物如碗许，顿觉胸中豁朗，痛苦大减；四五剂后，饮食倍进，精神焕发。由此可知，大陷胸汤与大承气汤，一为泻下肠中燥粪，一为荡涤胸膈之水热，只一二味药物之差，主治与功效截然不同，可见经方之神妙。王季寅所言"今服此药（大陷胸汤），硝黄之力竟不下行，盘旋胸腹之间，一若寻病者然"，是切身感受大陷胸汤药力的真实体会，实属珍贵。为医者，药由亲试，方能体察周详，言之有据。此案说明，大承气汤泻燥热，仅限于肠胃之中，而不能攻逐胸膈间之水热，唯大陷胸汤可峻攻水饮、泻热破结。

柯琴以此二方治疗水肿、痢疾初起，亦当具备胸腹满痛拒按等热实结胸之象，且患者体质壮实，方可用之。若属脾肾阳虚等阴性水肿，或泻痢日久，寒湿痢疾等，皆非二方所宜，临证当明辨之。

6. 旋覆代赭汤

旋覆代赭汤　旋覆（花）、代赭（石）、人参、半夏、甘草（炙）、生姜、大枣。

伤寒发汗，若吐若下，表解后，心下痞硬，噫气不除者。此心气大虚，余邪结于心下，心气不得降而然也。心为君主，寒为贼邪，表寒虽解而火不得位，故使闭塞不通，而心下痞硬；君主不安，故噫气不除耳。此方乃泻心之变剂，以心虚不可复泻心，故去芩、连、干姜辈苦寒辛热之品。心为太阳，通于夏气。旋覆花开于夏，咸能补心而软痞硬；半夏根成于夏，辛能散结气而止噫。二味得夏气之全，故用之以通心气。心本苦缓，此为贼邪伤残之后，而反苦急，故加甘草以缓之；心本欲收，今因余邪留结，而反欲散，故倍生姜以散之。虚气上逆，非得金石之重为之镇坠，则痞硬不能遽消，而噫气无能顿止。代赭秉南方之赤色，入通于心，坚可除痞，重可除噫，用以为佐，急治其标也。人参、大枣，补虚于余邪未平之时，预治其本也。扶正祛邪，神自安。若用芩、连以泻心，能保微阳之不灭哉！

旋覆、半夏作汤，调代赭末，治顽痰结于胸膈，或涎沫上涌者，最佳。夹虚者加人参，甚效。

按语： 旋覆代赭汤为《伤寒论》心下痞证治疗用方之一，其病机为胃虚痰阻、肝胃气逆。诚如柯琴所言，此方是泻心汤之变剂，其主证"心下痞硬、噫气不除"，与生姜泻心汤证略同。但后者有"干噫食臭，胁下有水气，腹中雷鸣下利"，病由脾胃不和，寒热错杂，水食不消所致。本证"心下痞硬、噫气不除"，病由汗不得法，或误施吐下，表邪虽解，但脾胃气伤，腐熟运化失常，致痰饮不消，聚于心下，则为痞硬；胃气上逆，则噫气不除。因此，本方不用芩连清热、干姜温中，而取旋覆花、代赭石为主药，且倍用生姜，配以半夏，重在化痰降逆。方中人参、甘草、大枣补中气之虚，又与生姜泻心汤相同。本证病位在心下胃脘，实际病情无涉于心，柯琴以心虚、心气不降为解，于理难通。

旋覆代赭汤证以"噫气不除"为辨证要点。此"噫气不除"，含义有二：一为嗳气频作，连续不断，言嗳气之重；二为心下痞硬，不因嗳气而减。旋覆代赭汤既能补虚和胃化痰，又能降逆平肝，临床上凡胃气虚弱、气逆不降或肝胃不和、肝气犯胃等所致的嗳气、呃逆、反胃等证，均可以此方加减治疗。仲景原方生姜五两、代赭石一两，二者比例为5：1。张锡纯认为，"赭石最善平肝、降胃、镇冲，在此方中当得健将，而只用一两，折为今之三钱，三分之则一剂中只有一钱，如此轻用必不能见效"（《医学衷中参西录·医论》）。所以，他用此方代赭石轻则用六钱，重则用一两，他认为如此多用赭石，不但能助旋覆花、半夏以平肝降胃镇冲，亦能助人参扶助正气。李培生教授治疗肝气犯胃，反胃吐酸、哕逆干呕等证，常用本方加减化裁，疗效显著，也强调方中代赭石用量须加重，生姜用量则应减轻，与张锡纯观点一致。所以，关于经方用量问题，既有须保持原方剂量比例者，又有须临证灵活调整者，不可执一而终。除此之外，对于脾胃虚弱而生痰，痰阻肺气不降而致的咳嗽气急、痰气郁结之梅核气、肝风夹痰的呕逆眩晕等证，也可以本方化裁治疗。

柯琴用本方经验：以旋覆花、半夏煎汤，调服代赭石末，治疗顽痰结于胸膈，涎沫上涌，疗效最佳。若其人中气虚，则加人参疗效显著。由于顽痰久据胸膈，气机痞塞，痰气犯胃，故可有胸膈痞满、呕吐涎沫之证；若兼中气虚，亦有肝气犯胃之机。观其所用药物，旋覆花、代赭石、半夏、人参，即旋覆代赭汤小制其剂，仍具补虚和胃、化痰降逆、平肝镇冲之功效，此即柯琴活用经方的最佳体现。

7. 干姜黄芩黄连人参汤

干姜黄芩黄连人参汤 干姜、黄芩、黄连、人参。

治伤寒吐、下后，食入口即吐，此寒邪格热于上焦也。虽不痞硬而病本于心，故用泻心之半。干姜以散上焦之寒，芩、连以清心下之热，人参以通格逆之气，而调其寒热以至和平。去生姜、半夏者，胃虚不堪辛散。不用甘草、大枣者，呕不宜甘也。凡呕家夹热者，不利于香砂橘半，服此方而晏如。

妄汗后，水药不得入口，是为水逆。妄吐下后，食入口即吐，是为食格。此肺气胃气受伤之别也。入口即吐，不使少留，乃火炎上之象，故苦寒倍于辛热。不名泻心者，以泻心汤专为痞硬之法耳。要知寒热相结于心下，而成痞硬，寒热相阻于心下，而成格逆，源同而流异也。

按语：干姜黄芩黄连人参汤是为《伤寒论》厥阴病上热下寒证而设。《伤寒论》原文359条："伤寒本自寒下，医复吐下之，寒格更逆吐下，若食入口即吐，干姜黄芩黄连人参汤主之。"本证由于中气不足，脾胃升降功能紊乱，上下寒热相格而致。而重复吐下，损伤中阳，是本证形成的重要诱因。本证属上热下寒，上热则胃气不降，而"食入口即吐"；下寒则脾气不升，亦可见腹痛下利之证。治疗若单用苦寒，必致下利更甚；单用辛热，又可使上热呕逆增剧。只宜寒温并用，攻补兼施，以芩、连清上热，干姜温中寒，人参补脾胃之虚，以复中气健运之机。本证与半夏泻心汤证相似，但后者是寒热互结于心下，虽有呕逆、下利之证，而以心下痞为主。二者均属中虚而脾胃不和的病变，故柯琴作"源同而流异"之说。

本证辨证着眼点在于"食入口即吐"，即柯琴所谓"火炎上之象"。此证若胃热气逆较重，亦可见口干而苦、脘中嘈杂似饥、舌红苔黄等胃热之象。所以，方中苦寒之芩、连剂量重于辛热之干姜。柯琴谓"干姜以散上焦之寒"，似嫌不妥，与本证"伤寒本自寒下"的病机不合。

本方辛开苦降，寒热并调，脾升胃降，则吐利自止。临床上尤其对中虚胃热的呕吐，疗效确切。如本方"治膈有热，吐逆不受食者"（《类聚方广义》），及"治膈有热，吐逆不受食者，与半夏、生姜诸止呕吐药无寸效者，有特效；又治噤口利"（《方函口诀》），皆是应用本方的经验之谈。柯琴谓："呕家夹热者，不利于香砂橘半，服此方而晏如"，其用亦属本方证治范畴，故效验颇佳，值得借鉴。

8. 赤石脂禹余粮汤

赤石脂禹余粮汤　赤石脂、禹余粮。

下后下利不止，与理中汤而利益甚者，是胃关不固，下焦虚脱也。夫甘、姜、参、术，可以补中宫大气之虚，而不足以固大肠脂膏之脱。故利在下焦者，概不得以理中之理收功矣。夫大肠之不固，仍责在胃；关门之不闭，仍责在脾。土虚不能制水，仍然补土。然芳草之气，禀甲乙之化，土之所畏，必择夫禀戊土之化者，以培土而制水，乃克有成。石者，土之刚也。二石皆土之精气所结，味甘归脾，气冲和而性凝静，用以固堤防而平水土，其功胜于草木耳。且石脂色赤入丙，助火以生土；余粮色黄入戊，实胃而涩肠。用以治下焦之标实，以培中宫之本也。此证土虚而火不虚，故不宜于姜、附。本条云："复利不止者，当利其小便。"可知与桃花汤异局矣。

凡下焦虚脱者，以二物为末，参汤调服最效。

按语： 赤石脂禹余粮汤是治疗下利滑脱的代表方剂。《伤寒论》原文159条："伤寒服汤药，下利不止，心下痞硬。服泻心汤已，复以他药下之，利不止，医以理中与之，利益甚。理中者，理中焦，此利在下焦，赤石脂禹余粮汤主之。复不止者，当利其小便。"赤石脂禹余粮汤证的下利，乃久泻久利，或如原文所述，屡经误下，而使元气受伤，脾肾阳衰，固摄无权，而致滑脱不禁、下利不止。此属病在下焦，关门不固，治疗当用收涩之法，堵塞止截。赤石脂、禹余粮，二者均为矿物药，药性甘涩，石性镇坠，涩以固脱，重可达下，又皆入胃与大肠经，二药相配，固脱涩肠止利之功益彰。凡下利日久，肠滑不禁，服诸药无效者，皆可以此方收功。柯琴认为本证"土虚而火不虚，故不宜姜附"，其所谓"土虚"，当指肠道失禁、滑泻不止而言。若真属中焦虚寒或脾肾阳虚的下利，则应遵仲景"以其脏有寒故也，当温之，宜服四逆辈"（277条）之旨，与理中汤或四逆汤等方治疗。与本方相类似的方剂还有桃花汤，由赤石脂、干姜、粳米组成，亦属温性涩肠止泻之剂，用于下焦虚寒而滑泻不止之证。

赤石脂禹余粮汤的临床应用，大都遵循张仲景原旨，以治疗下焦滑脱、久泻不止者为主。本方虽温中之力不足，但固涩力强，可作为下利滑脱者的治标之用。若下利在初起阶段，病邪势盛，则无论寒利、热利，此收涩之法，皆不宜使用，临证尤须注意。除此之外，对于崩中、漏下、白带、脱肛等久不愈者，亦可合本方治疗，以增疗效。

柯琴用本方经验，即用参汤送服赤石脂、禹余粮末，治疗下焦滑脱之证，疗效显著。其用法是效仿仲景桃花汤之用，后者是将赤石脂、干姜、粳米同煎至米熟，去滓，送服赤石脂细末。吴仪洛云："服（桃花汤）时再加末方寸匕者，以留滞固肠胃也。"（《伤寒分经·少阴经后篇》）柯琴此方的经验用药，参汤之用，取其补中气之虚；赤石脂、禹余粮研末冲服，是欲二药直接吸附于肠壁表面，发挥收涩止利之功。

9. 桃仁承气汤

桃仁承气汤　桃仁、大黄、芒硝、甘草（炙）、桂枝。

治太阳病不解，热结膀胱，小腹急结，其人如狂，此蓄血也。如表证已罢者，用此攻之。夫人身之经营于内外者，气血耳。太阳主气所生病，阳明主血所生病。邪之伤人也，先伤气分，继伤血分，气血交并，其人如狂。是以太阳阳明并病所云气留而不行者，气先病也；血壅而不濡者，血后病也。若太阳病不解，热结膀胱，乃太阳随经之阳热瘀于里，致气留不行，是气先病也。气者血之用，气行则血濡，气结则血蓄，气壅不濡，是血亦病矣。小腹者，膀胱所居也，外邻冲脉，内邻于肝。阳气结而不化，则阴血蓄而不行，故少腹急结；气血交并，则魂魄不藏，故其人如狂。治病必求其本，气留不行，故君大黄之走而不守者，以行其逆气；甘草之甘平者，以调和其正气；血结而不行，故用芒硝之咸以软之，桂枝之辛以散之，桃仁之苦以泄之。气行血濡，则小腹自舒，神气自安矣。此又承气之变剂也。

此方治女子月事不调，先期腹痛，与经闭不行者，最佳。

按语： 桃核承气汤为《伤寒论》太阳蓄血证而设，其病机为血热互结于下焦，以其人如狂、少腹急结为主要临床表现。蓄血证的形成多由表证不解，邪热随经入里，与下焦血分相结而成。如曾有外伤，素有瘀血，则更易形成本病。血结于下焦，故少腹急结；血热相搏，影响神明，则神识失常，其人如狂。从原文"其人如狂""血自下，下者愈""其外不解者，尚未可攻，当先解其外；外解已，但少腹急结者，乃可攻之"三方面可知，桃核承气汤所治是蓄血轻证，与抵当汤所主之蓄血重证，少腹硬满，其人发狂，自有程度轻重之别。

桃核承气汤具有活血解凝、通下瘀热之功。该方是调胃承气汤加桃仁、桂枝组成，自是承气汤之变剂，柯琴将本方列于阳明篇承气汤之后，颇有见地。方中硝黄与桃仁并用，重在活血化瘀，泻热解凝，而不取其通下肠腑，故方中芒硝用量，仅为调胃承气汤的四分之一。方中桂枝通阳行气，以助桃仁活血；甘草味甘，缓急止痛，又可防芒硝、大黄急下肠胃。诸药相合，泻热逐瘀，为治疗蓄血轻证的代表方剂。历代医家在长期的临床实践中，扩展了其运用范围，病属血热互结者，无论外感内伤，皆可以本方加减收功。如跌打损伤、脑外伤后遗症、腰痛等外科疾患；内科之精神分裂症、热性中风、鼻衄、吐血、肺结核咳血等。尤其对妇科各证，如瘀血经闭、痛经、产后恶露不下、产后发狂、子宫肌瘤、急性盆腔炎等，都有很好的疗效。柯琴用本方经验，即是治疗女子月经不调、月经先期腹痛、闭经等属瘀热互结者，故临床效验甚佳。

　　临床运用桃核承气汤，还需注意以下几点：一是抓住精神情志方面的异常表现，轻者可见烦躁、善忘，重者则如狂、发狂，这是下焦蓄血证的典型证候特点，由瘀热内停，心神失养所致；二是本方泻热逐瘀力量可观，临证时应以患者体质壮实为前提，体弱者不可妄投；三是本证病在下焦，故当遵仲景"先食"之法，空腹服药更易发挥药效。

10. 蜜煎方、猪胆汁（导）

蜜煎方、猪胆汁（导）

仲景于胃家实者，有蜜煎、胆导等法。蜂蜜酿百花之英，所以助太阴之开；胆汁聚苦寒之津，所以润阳明之燥。虽用甘用苦之不同，而滑可去着之理则一也。惟求地道之通，不伤脾胃之气。

此为小便自利、津液内竭者设，而老弱、虚寒无内热者最宜之。

按语： 此二方皆为外导通便法。对于津液内竭，肠道失润而大便结硬之证，不宜汤剂荡涤者，外导法自为适宜。《伤寒论》原文云："当须自欲大便，宜蜜煎导而通之"（233条），既点明了症状，又揭示了治法。导法的应用指征，即在"当须自欲大便"，因干结之粪便，近于肛门，时欲下趋，而终为无水行舟，不能排出，故患者常感便意频繁，却欲解不能。本证燥热不甚，与阳明燥热糟粕相搏的潮热、谵语、腹满痛、不大便之证，不难区分。又与脾约证有所不同，彼为胃强脾弱，津液不能转输而大便硬、小便数，治以麻子仁丸润肠滋燥、缓通大便；此为津枯便秘，而便意频繁，治宜润导法，以蜂蜜栓或猪胆汁灌肠，因其势而利导之。

蜜煎方即以蜂蜜制成栓剂使用。蜂蜜，甘平无毒，滋阴润燥，局部投药更有润滑作用，适用于肠燥便秘，或老年阴血亏虚，大便干涩难下者。猪胆汁导法，即以猪胆汁灌肠通便之法。猪胆汁，味苦性寒，尤适于津亏有热，而便结难解者。二者皆为"滑可去着"之法，临证须审证施治。凡大便多日未行，甚至在十日以上，往往燥屎结于直肠部分，且与肠壁黏合甚切，故愈结愈不能下。此时若以芒硝、大黄攻之，不仅鞭长莫及，又恐损伤胃气，故宜外导法治之。二者相比，应用蜜煎导法，证情较轻；猪胆汁导法，往往证候较重时宜之。

柯琴谓"此为小便自利，津液内竭者设，而老弱虚寒无内热者最宜之"，当指蜜煎方而言，该方对于老人、小儿或体虚者的津枯便秘，尤为适宜。而对于虚寒冷秘，当治以温下之药，导法似不相宜，故柯说不尽然。

11. 小柴胡汤

小柴胡汤　柴胡、人参、黄芩、甘草（炙）、半夏、生姜、大枣。

此为少阳枢机之剂，和解表里之总方也。少阳之气，游行三焦，而司一身腠理之开合。血弱气虚，腠理开发，邪气因入，与正气相搏，邪正分争，故往来寒热。与伤寒头疼发热而脉弦细、中风两无关（李培生注："两无关"当作"两耳无闻"）者，皆是虚火游行于半表。故取柴胡之轻清微苦微寒者，以解表邪，即以人参之微甘微温者，预补其正气，使里气和而外邪勿得入也。其口苦、咽干、目眩、目赤、头汗、心烦、舌苔等证，皆虚火游行于半里，故用黄芩之苦寒以清之，即用甘、枣之甘以缓之，亦以提防三阴之受邪也。太阳伤寒则呕逆，中风则干呕，此欲呕者，邪正相搏于半里，故欲呕而不逆。胁居一身之半，为少阳之枢，邪结于胁，则枢机不利，所以胸胁苦满，默默不欲食也。引用姜、半之辛散，一以佐柴、芩而逐邪，一以行甘、枣之泥滞，可以止呕者，即可以泄满矣。

夫邪在半表，势已向里，未有定居，故有或为之证，所以方有加减，药无定品之可拘也。若胸中烦而不呕者，去半夏、人参，恐其助烦也。若烦而呕者，则人参可去，而半夏不得不用矣。加栝蒌实者，取其苦寒降火而除烦也。若渴者，是元气不足而津液不生，去半夏之辛温，再加人参以益气而生津液，更加瓜蒌根之苦寒者，以升阴液而上滋也。若腹中痛者，虽相火为患，恐黄芩之苦，转属于太阴，故易芍药之酸以泻木。若邪结于胁下而痞硬者，去大枣之甘能助满，加牡蛎之咸以软坚也。若心下悸、小便不利者，是为小（李培生注："小"当作"水"）逆，恐黄芩之寒转属于少阴，故易茯苓之淡渗而利水。若内不渴而外微热者，是里气未伤，而表邪未解，不可补中，故去人参，加桂枝之辛散，温覆而取其微汗。若咳者，是相火迫肺，不可益气，故去人参，所谓肺热还伤肺者此也。

凡发热而咳者重在表，故小青龙于麻、桂、细辛中加干姜、五味。此往来寒热而咳者，重在里，故并去姜、枣之和营卫者，而加干姜之苦辛，以从治相火上逆之邪，五味之酸，以收肺金之气也。合而观之，但顾邪气之散，而正气无伤，此制小柴胡之意欤。是方也，与桂枝汤相仿：而柴胡之解表，逊于桂枝；黄芩之清里，重于芍药；姜、枣、甘草，微行辛甘发散之常；而人参甘温，已示虚火可补之义。且去滓再煎之法，又与他剂不同。粗工恐其闭住邪气，妄用柴、芩而屏绝人参，所以夹虚之证，不能奏功，反以速毙也。

本方七味，柴胡主表邪不解，甘草主里气不调，五物皆在进退之列。本方若去甘草，便名大柴胡；若去柴胡，便名泻心、黄芩、黄连等汤矣。前辈皆推柴胡为主治，卢氏又以柴胡三生半冬配半夏为主治，皆未审本方加减之义耳。

本方为脾家虚热、四时疟疾之圣药。

按语： 小柴胡汤为治疗少阳病的主方。少阳病位在半表半里，《素问·阴阳离合论》有"少阳为枢"之说。凡邪犯少阳，枢机不利，胆火内郁，则有口苦、咽干、目眩、耳聋、目赤等火热循经上扰之象；正邪纷争，邪气进退于表里之间，故有往来寒热；足少阳经下胸中贯膈，循胁里，少阳受邪，经气不利，则胸胁苦满；少阳属木，喜条达而恶抑郁，邪犯少阳，则气机郁遏，故神情默默，不欲言语；少阳受病，疏泄不利，脾胃不和，故有不欲饮食，心烦喜呕。少阳主枢，居表里之间，外邻太阳，内近阳明，且少阳三焦又为决渎之官，故少阳证多兼夹，如可兼太阳表证、兼阳明里热、兼水饮内结等，故除主证外，尚有"或胸中烦而不呕，或渴，或腹中痛，或胁下痞鞕、或心下悸、小便不利，或不渴、身有微热，或咳"等诸多或然证。

少阳病因其半表半里之病位，其治疗只宜小柴胡汤之和解法。方中柴胡、黄芩清热解郁，疏利肝胆，为和解少阳之主药；半夏、生姜和胃降逆止呕，其辛散之性，又可助柴胡透达少阳经中之邪；人参、甘草、大枣益气和中，既能鼓舞胃气以助少阳枢转之机，又能补脾胃以绝少阳之邪内传之路。诸药相合，少阳经腑同治，气郁得达，火郁得发，枢机运转，邪气自解。至于诸或然证，《伤寒论》中已明示："伤寒中风，有柴胡证，但见一证便是，不必悉具"（101条），即无论中风、伤寒，一涉半表半里，出现少阳主症，不论证候是否俱全，治法即当施以和解，即可应用小柴胡汤。柯琴对此注释云："往来寒热，是柴胡主症，此外兼见胸胁满硬，心烦喜呕，及或为诸症中凡有一者，即是半表半里。故曰呕而发热者，小柴胡主之。因柴胡为枢机之剂，风寒不全在表，未全入里者，皆可用，故症不必悉具，而方有加减法也。"（《伤寒论翼·少阳病解第三》）小柴胡汤主症，柯琴主以往来寒热，实则胸胁满、喜呕等，皆属主症之一，不可仅凭往来寒热一症而定。《伤寒论》原文96条小柴胡汤方后，仲景指出了或然证的随证加减之法，体现了"观其脉证，知犯何逆，随证治之"之理，柯琴的注释更示人仲景处方用药法度，值得借鉴。

小柴胡汤为和解法的代表方，柯琴谓此方为"少阳枢机之剂，和解表里之总方"。其煎服法要求"去滓再煎"，亦有别于他方。对小柴胡汤的组方原则，柯琴之说颇合方旨，如"但顾邪气之散，而正气无伤，此制小柴胡之意"。对于方中人参之用,柯琴批判粗工的做法,如"恐其闭住邪气,妄用柴芩而屏绝人参,所以夹虚之证,不能奏功,反以速毙也"。小柴胡汤柴芩同用,和解少阳。一般有外邪则忌用人参,但少阳为弱阳,抗邪能力本不足,故少阳受邪,脾胃不足之象已现,所以人参又为必用之品,不可畏其壅补助邪而弃之。由此可见,《伤寒论》六经分证论治的重要意义。

小柴胡汤临床应用广泛,凡属少阳枢机不利,皆可以此治之。除少阳病外,仲景亦以此方治疗少阳阳明同病、三阳合病、热入血室、黄疸腹痛呕吐、产妇郁冒呕不能食等病证。后世医家亦宗张仲景之旨,扩大了小柴胡汤的临床应用范围,并在此方基础上创制出诸多著名方剂,如柴葛解肌汤、柴胡陷胸汤、柴苓汤等,广泛应用于临床。柯琴谓"本方为脾家虚热,四时疟疾之圣药",也是根据二者具备少阳证特点而用小柴胡汤取效。少阳内寄相火,故柯琴认为少阳为病,所显证候,偏于阳、偏于热。又因少阳主枢,三阳之中,含有阳气由盛转衰之义,亦有病传三阴之可能,故少阳证情有虚有实。所以,治法在和解少阳枢机之中,即以人参和中益胃,以防由阳入阴。故柯琴云:"仲景深以里虚为虑,故于半表未解时,便用人参以固里。"(《伤寒论翼·少阳病解第三》)脾家虚热和疟疾,二者在病势发展过程中,皆有少阳枢机不利及中气不足之里虚特点,故颇合小柴胡汤用药指征,故而柯琴用之取效,而称之为圣药。

12. 烧裈散

烧裈散 取妇人中裈近隐处者,剪烧灰,以水和服方寸匕,日三服。小便即利,阴头微肿则愈。妇人病,取男子裈裆烧灰。

男女交媾而病传焉,奇病也。其授者始因伤寒,而实种于欲火。其受者因于欲火,而实发于阴虚,此阴阳易之病所由来也。无恶寒发热之表,无胃实自利之证。此因两精相搏,而当时即发,与冬不藏精,春必病温者不同。夫邪之所凑,其气必虚。阴虚者阳必凑之,故少气而热上冲胸;气少不得运，故头重不举，身体皆重；邪中于阴，故阴中拘挛；冲任脉伤，故少腹里急；精神散乱，故目中生花；动摇筋骨，故膝胫拘急；病由于肾，毒侵水道，故小便不利。谅非金石所能愈，仍须阴阳感召之理以致之。裈裆者，男女阴阳之卫。卫乎外者，自能清乎内。感于无形者，治之以有形。取其隐内，烧而服之，形气相感，小便即利。阴头微肿，浊阴出下窍而清阳出上窍，欲火平而诸证自息矣。男服女，女服男，然更宜六味地黄汤合生脉散治之。

按语：《伤寒论》所载之烧裈散为治疗阴阳易的主方。大病瘥后，正气尚虚，气血未复，余邪未尽，必当慎起居、节饮食，以防疾病复发。若病初愈，而行房事，遂出现身重，少气，少腹里急，或引阴中拘挛，热上冲胸，头重不欲举，眼中生花，膝胫拘急等证。柯琴认为本病之发生，"因于欲火，发于阴虚"，直揭阴阳易之病所由来。从原文所述临床表现不难推断，本证当属肝肾阴亏，形气俱虚之病。所以，柯琴主张本证更宜用六味地黄汤合生脉散治疗，以滋补肝肾，益气养阴。

烧裈散之用，古人认为取近隐处之裈裆，可引出其阴中之邪，即根据物从类聚、同气相求之义释之。钱潢认为："脉在厥阴，当以当归四逆汤下烧裈散；在少阴，当以通脉四逆汤下烧裈散；在太阴，当以理中丸同下烧裈散。所用之药，各随其经而效自速也。"（《伤寒溯源集·厥阴篇》）李培生教授认为："烧裈散虽是《伤寒论》方，亦属白璧之瑕，事涉怪诞，不可确信。"（《伤寒附翼笺正·烧裈散》）现代临床本方应用甚少，柯琴以阴虚为本，用六味地黄汤合生脉散治疗，可以借鉴。

以上临证经验表明，柯琴认为张仲景方可通治多种疾病，非独为外感病而设。如他将仲景治疗外感风寒的桂枝汤和麻黄汤分别用于治疗自汗、盗汗、虚疟、虚痫及冷风哮、风寒湿三气成痹等内科杂病；把用于治疗太阳表邪化热入里，与瘀血结于下焦的桃核承气汤，用于治疗女子月事不调、先期腹痛、闭经等证；把治疗水热互结之结胸证的大陷胸汤及大陷胸丸，用于治疗水肿、痢疾初起；把少阳枢机不利的主治方小柴胡汤，用于治疗脾家虚热、四时疟疾；旋覆代赭汤是仲景治疗汗、吐、下后，胃虚痰阻、肝胃气逆之证的主方，柯琴将其灵活化裁，改变剂型和服法，用以治疗"顽痰结于胸膈，或涎沫上涌"之证。

柯琴对某些疾病的病因病机或治则治法也有新的认识，丰富和发展了中医辨证论治理论。如柯琴提出，"烦躁惊狂"之证，临床上虽属实热者居多，然亦有属虚寒者，所以温补安神之法不可废，可治以桂枝甘草龙骨牡蛎汤；对于阳盛阴虚而见烦躁惊狂者，则可以炙甘草汤加减，用酸枣仁、远志、茯苓、当归等药。再如治疗阴阳易证，除了烧裈散，柯琴还提出用六味地黄汤合生脉散治之，效果更佳等。

二、咳血医案

柯琴在《伤寒来苏集》中，并没有临床医案资料的记载，这与其一生际遇不无关系。从《伤寒来苏集》孙介夫、冯明五等人的序言不难看出，柯琴一生仕途不济，诊务亦不振，遂辗转赴外地谋生。其谦逊谨慎的性格，又不敢大肆宣扬自己医生的身份，所以于当时并不为世人所知。也正是如此遭遇，成就了柯琴钻研《伤寒论》，发明己见，得以著成《伤寒来苏集》。

柯琴的同乡孙介夫为《伤寒论翼》所作之序中，提及其自病咳血，经柯琴疏方治疗而愈，可以说是仅存的柯琴临证医案，现摘录如下。

余自春间病咳血，旋愈旋作，初用芩连而愈，继而寒凉不效，更进参芪而愈，后用温补不愈，复用寒凉而又不愈。以余一人之身，先后异施，至不可解，于是而叹医道之难言也，斯必有要领于其间矣。比至虞山，见吾乡似峰先生，儒者也，好为古文辞，又工于诗，余目为一书生耳。余未尝言及病，先生亦无一言及于医也。叶君天乐，言先生精于医，因就而商焉。先生曰：斯未求其本耳。诸寒之而热者，取诸阴，所谓求属也。君病阴虚而阳盛，以寒药治之，阳少衰，故病少愈耳。复进寒凉而阳亦虚，得温补而病稍愈耳，再进温补而阴愈虚，后进寒凉而阴阳俱虚，故绵连而不解矣。岂知脏腑之源，有寒热温凉之主哉，必壮水之主，以制阳光，斯为合法。因立加减肾气汤方，一剂而喘嗽宁，再剂而神气爽。余乃服其得四诊之要妙，而深明夫阴阳虚实之源者也。(《伤寒论翼·孙序》)

柯琴

后世影响

一、历代评价 🕊

柯琴所著《伤寒论翼》，有其虞山友人季楚重的题序。其在序中对柯琴的著作大加赞许。认为"其《内经合璧》一书，既为岐伯开生面矣。今复注疏伤寒，发仲景之精微，破诸家之僻见，千载迷途，一朝指破，岂特为医林幸哉！吾以为天下幸，且为后世幸。学者先看诸家诸议论，即细阅兹编，始知先生慧眼超越前人耳目，笔下简端，以供同志之鉴赏焉！"

《伤寒论翼》亦载有柯琴同乡孙金砺的题序，其中评价说："观其《论翼》一书，上下千载，驰骋百家，前无古，后无今，竭智谈心，穷晰至理，揆之岐伯、仲景之所传，锱铢不爽。余一十年来，所见种种医书，未有如是之明且快也，斯真传世之文哉！"序中还提及孙氏久治不愈的咳血之疾，最后由柯琴疏方加减肾气汤而愈。故其对柯琴医术之高，亦钦佩至极。

清代医家马中骅，于乾隆年间获柯琴《伤寒论注》《伤寒论翼》两书，即觉柯琴之作颇具学术价值，于是对两书加以校订，以示同道。马中骅在其校订的《伤寒论注》自序中评曰："柯韵伯先生《伤寒论注》《论翼》二书，立言明彻，独出新裁，不落前人窠臼。仲景隐而未发之旨，抉以表著。俾仲景之精微奥妙，跃然心目之间，实有裨益于斯道。"

曹炳章《中国医学大成》收载的《伤寒附翼》，载有叶天士的题序。其中，叶天士对柯琴注疏《伤寒论》的成就予以评价。其云："慈溪柯韵伯注《伤寒》，曰《来苏》四卷，又疏著《附翼》二卷，能独开生面，可为酬世之宝也。予轩岐之学于伤寒者，时刻学之。今阅韵伯之注而疏，透彻详明，可为精而不乱，予深得其味。"冯明五在《伤寒论翼》序中，亦提及叶天士对柯琴之论的评价："时吴门叶天士先生至虞，且展卷而异之，以为有如是之注疏，实阐先圣不传之秘，堪为后学指南。"足见叶天士对柯琴学术成就的高度赞誉。

清代医家曹禾，在《医学读书志》中，对柯琴之学术观点予以充分肯定。其云："谓伤寒杂病异轨同辕，六经本为百病立法，不专击伤寒，实传仲景数千年未火之薪，厥功伟矣。"

清代医家陆九芝著有《世补斋医书》，卷十三有《书柯韵伯〈伤寒论翼〉后》一文。文中称其治疗伤寒和杂病的临证思路，均源于柯琴的《伤寒来苏集》。其对六经辨证的应用，受柯琴之说影响至深。如文中所言："余之治伤寒也，即从《来苏集》入手，故能不以病名病，而以证名病，亦能不以药求药，而以病求药。既治杂病，亦能以六经分之，是皆先生之教也。"

陆渊雷所著《伤寒论今释》，有章太炎先生所作之序。此序中论及"自金以来，解《伤寒论》者多矣。大抵可分三部：陋若陶华，妄若舒诏，僻若黄元御，弗与焉。依据古经，言必有则，而不能通仲景之意，则成无己是也。才辩自用，颠倒旧编，时亦能解前人之执，而过或甚焉，则方有执、喻昌是也。假借运气，附会岁露，以实效之书，变为玄谈，则张志聪、陈念祖是也。去此三谬，能卓然自立者，创通大义，莫如浙之柯氏。分擘条理，莫如吴之尤氏。嗟乎！解伤寒者百余家，其能自立者，不过二人，斯亦稀矣！"在历代《伤寒论》注家中，其唯对柯琴和尤在泾二人的贡献予以较高的评价。

章太炎先生在《论〈伤寒论〉原本及注家优劣》一文中云："自宋文宪承丹溪绪论，始谓《伤寒论》非仲景真本，由是方、喻诸公纷然改作，程氏、柯氏又加厉焉。柯氏《伤寒论翼》疏发大义，杰然出诸家上，其作

《论注》，点窜又甚于诸家，柯氏之于《伤寒论》犹近代段氏之于《说文解字》也。聪明特达，于作者真为素臣，而妄改亦滋多矣，是故柯氏之书当取其《伤寒论翼》，而不当尽取其《伤寒论注》也……陈氏（陈修园）晚岁作《伤寒医决串解》，语渐精审，然犹未若柯氏《论翼》之妙也。凡诸注本改编者，即不足以厌人意，仍旧者亦多瑕疵，欲求佳注，信其难哉！唯尤在泾《伤寒贯珠集》以大论条例隐奥，猝难寻绎，自为类次，而不曰仲景原本固然，此如《千金翼方》《南阳活人书》二例，则为无害。其注义精文洁，亦无枝叶之辞，胜于喻、柯、张、陈诸注也。若夫领录大体，必以柯氏《伤寒论翼》为主。"

《苏州国医杂志》，是苏州国医学社主编发行的一份地方中医药杂志，创刊于1934年，记载了民国时期中医的生存状态。该刊曾载有章太炎先生《征求柯韵伯遗著启》一文。文中记载："慈溪柯韵伯先生，医术精明，著述宏富，其成伤寒一家，疏通证明，远出方、喻以上。自叶天士、陈修园皆深明之。先注《内经》，而后次及《伤寒》，先生于唐宋金元诸家方剂多有解评。"同时，该刊还广泛征集柯琴之作，言如有珍藏柯琴遗著者，不惜重资购取，足见柯琴的学术见解之高，学术影响之深。

当代李培生教授，在其《伤寒论翼笺正》自序中，对柯琴著作赞誉极高。其中评价说："柯氏心思独高，手眼尤细，其议脉论证，诚多精辟处，自来脍炙人口，为后学所乐诵。"

二、学派传承

伤寒学派，是研究《伤寒论》学说的一个流派，是中医学中最具代表性的学术流派之一。柯琴是伤寒学派中注重"辨证论治"的代表人物。

前人对《伤寒论》的研究，可谓始于汉唐而盛于宋代，而真正伤寒学派的形成，当从明代方有执提倡"错简重订"开始。方有执认为，张仲景原论早已颠倒错乱，应根据"风伤卫，寒伤营，营卫俱中伤风寒"之说，恢复太阳篇的旧貌。其后，喻嘉言、程郊倩等医家附和之，遂形成伤寒学派中持"错简论"一派，这一派医家总是驳斥王叔和，攻击成无己。至清代中叶，与"错简派"不同，有些医家认为，《伤寒论》首尾完整，并无错简，并尊奉王叔和，赞赏成无己。认为此二人分别是最早整理、注解《伤寒论》的功臣，以张卿子、张志聪、陈修园等为代表，成为伤寒学派中"维护旧论"的一派。除此之外，另有某些医家，则看重《伤寒论》为辨证论治的大经大法之作，无论是张仲景原著，或为王叔和编纂，只要有利于辨证论治的运用，其为错简，或是旧论，就不应是争论的主要问题，现代以来称这些医家"辨证论治派"，柯琴即为这一派的典型代表。

辨证论治派，强调辨证论治的运用。其中又有不同的主张，有从方证立论者，有从治法立论者，有从六经审证立论者。从《伤寒来苏集》全书编次，不难看出柯琴主张以方证立论。其认为《伤寒论》一书，自王叔和编次后，张仲景原篇已不可复见，但章次虽有混淆，距离张仲景原貌还不甚远。而经方有执、喻嘉言等各凭己见，加以更定之后，与《伤寒论》原貌愈离愈远。《伤寒论》里既有太阳证、桂枝证、柴胡证等语，可见其必然是以辨证为主。而欲将《伤寒论》运用于临床，最实际的就是挖掘其中的辨证理论。因而，其开创性地以证名篇，汇集六经诸论，各以类从，并逐条加注，命其书名曰《伤寒论注》。柯琴在《伤寒论注·凡例》中说："以证名篇，而以论次第之，虽非仲景编次，或不失仲景心法。"可见，其与持错简论者将自己的意图强加于古人不同，柯琴的态度比较客观，其改易《伤寒论》的初衷，并不是希望恢复《伤寒论》原有的编次，而是使之更适合于辨证施治的运用。

柯琴采用以证名篇，方以类从的方法，编注张仲景《伤寒论》，对辨证施治来说，确实更要切合实用一些，他的做法可以说为伤寒学派中辨证立法一派开辟了广阔的道路。因而，其所著《伤寒论注》颇为临床医家所喜读。徐大椿也受其影响，其编纂《伤寒论类方》，大体也采取了这种分类方法。同时，柯琴还在《伤寒论翼》里，将全论大法、六经病解、六经正义，以及合并病、风寒、温暑、痉湿等问题，都做了仔细的分析，将《伤寒论》蕴含的辨证思想尽其所能予以揭示，其见解足以启发后学，对继承和发扬张仲景学术思想可谓功不可没。柯琴提出的"六经为百病立法""六经地面分区"，以及"合病并病不仅见于三阳、亦常见于三阴"等观点，都是具有远见卓识的见解，尤其"六经为百病立法""六经病解"等，对后学影响很大。俞根初、徐大椿、余景和等医家，对此均有所发挥。

有关柯琴的史料记载有限，对其授业、私淑弟子等相关情况并无资料记载。

三、后世发挥

伤寒学派自明代方有执倡"错简说"始开其端，至清代中期逐渐形成了"错简派""维护旧论派"与"辨证论治派"三个学术派别。其中，辨证论治派，以柯琴、徐大椿、钱潢、尤在泾等人为代表。柯琴开创性地提出"以方名证、以证名篇、分经类证"的方法研究《伤寒论》。在此基础上，医家们均有所发挥，以使张仲景辨证论治的理论更便于临床应用。此外，柯琴提出的"六经为百病立法""六经病解"等观点，亦为医家所推崇。历代各家在其基础上有所增益，丰富了张仲景六经辨证的理论内涵，增强了临床指导价值。

（一）对《伤寒论》编次方法的发挥

徐大椿（1693—1771），字灵胎，清代伤寒学家，著有《伤寒论类方》

《六经病解》《伤寒约编》《医学源流论》等十余部著作。徐大椿亦是持方证立论的辨证论治派医家，与柯琴"以方名证，分列六经"有所不同。其不类经而类方，认为方剂治病有定律，而病的变化无定律，只要掌握一定的方治，任随病的千变万化，亦可灵活应用。若拘执于治病必分经络的常法而不知变通，机械地采取后世分经用药的治疗方法，则未免胶柱鼓瑟。于是将《伤寒论》113 方分作桂枝汤、麻黄汤、葛根汤、柴胡汤、栀子汤、承气汤、泻心汤、白虎汤、五苓散、四逆汤、理中汤、杂法方共 12 类；每一类先定主方，主方之后，随机列入同类诸方，每一方后又都列入该方主治证的经文，以使方治体系完备。如桂枝汤类，即以桂枝汤为主方，桂枝加附子汤、桂枝加桂汤等十八方，作为同类诸方统列于桂枝汤类之下，各方之后均附以《伤寒论》相关原文，以使桂枝汤及其类方的方治内容一目了然。徐大椿研究《伤寒论》，以方名篇，系取法于柯琴。但二者之间，有以下区别：柯琴主张以方名证，分经类证；徐大椿是据方分证，方不分经。应当说这两种方法，对于临证都是适用的。徐大椿未将方证根植于六经框架之下，是从临床灵活用药的角度出发，并非否定六经的存在。从"以某药为能治某经之病则可，以某药为独治某经则不可；谓某经之病当用某药则可，谓某药不复入他经则不可"（《医学源流论·治病不必分经络脏腑论》）之言，不难看出徐大椿辩证地掌握临床用药规律，是比较切合实际的。

　　与柯琴、徐大椿从方证立论不同，钱潢、尤在泾等医家以治法立论研究《伤寒论》。钱潢是伤寒学派中以治法立论的代表人物，著有《重编张仲景伤寒论证治发明溯源集》（简称《伤寒溯源集》）十卷（1707），是"按法类证"注释《伤寒论》的代表之作。钱潢研究《伤寒论》，主要是以各经的证治为依据，按六经次序，每经皆按先正治法、后权变法的顺序编排，以法类证统方，对各篇原文详予注释。如太阳上篇，主要分析中风证治，从中风正治、太阳坏病、中风失治、中风火劫、中风误吐、中风误汗、汗下颠倒、中风误下、中风蓄血等九方面分析了《伤寒论》全部中风证治内容；太阳中篇，主要分析伤寒证治，从伤寒正治、伤寒失治、伤寒禁下、伤寒误汗、伤寒误下、伤寒蓄血等六方面进行分析；太阳下篇，主要分析风寒两伤营卫证治，从风寒并感证治、风寒火劫、心下水气、证象阳旦、邪传阳明五个方面进行分析。其他各经亦按照该经证治内容进行分析。钱潢将《伤寒论》条文，用辨证论治的方法进行分编，以证治为分植条文的基础，亦是切合临床实用的。但太阳篇采用"风伤卫、寒伤营及风寒两伤营卫"的三纲分类法，仍未免落入方、喻观点之窠臼，重蹈错简派之覆辙。

尤在泾亦倡导从治法立论，其《伤寒贯珠集》八卷（1810），即以"六经为纲，治法为目，以方类证"，对《伤寒论》原文做了重新编排和归类，突出了《伤寒论》的治法特色。尤在泾将全书各篇分为正治法、权变法、斡旋法、救逆法、类病法、明辨法、杂治法等，作为其编次的骨干；各经又根据该经证治特点，分列具体治法。如太阳篇，分为太阳正治法、太阳权变法、太阳斡旋法、太阳救逆法、太阳类病法五部分；阳明篇，分为阳明正治法、阳明明辨法、阳明杂治法三部分；少阳篇，分为少阳正治法、少阳权变法、少阳刺法三部分。三阴诸篇，亦按此辨法分条。具体而言，如治伤寒者，辨其证之有汗无汗，审其脉之或缓或紧，而施以桂枝汤、麻黄汤等，汗法以解之，即为正治法；人体正气有虚实，脏腑有盛衰，故虽同是伤寒之候，亦不得径用麻、桂之法，而治以大小青龙汤、小建中汤、炙甘草汤等，即是权变法；治疗中常常有太过或不及之流弊，如汗法之用，或汗出不彻，或过汗亡阳，因而又有更发汗或温经等法，即是斡旋法；有因误治，如当汗而反下，或既下而复汗，而成结胸或协热下利等证，故施以大小陷胸汤、泻心汤、葛根芩连汤等，是为救逆法；同为太阳受邪，又有温病、风温、痉病、湿病、风湿、暍病等证，虽与伤寒相似，治法则不同，这是类病法。尤在泾通过实践，从张仲景原文中体会出种种临证立法，并从临床实用出发，将其分门别类，以治法提挈纲领，既条理通达，又不囿于古人，颇有创见，对《伤寒论》的临床辨证应用极有参考价值。

清代医家沈明宗、包兴言，是伤寒学派中倡导以六经审证立法的代表医家。沈明宗著有《伤寒六经辨证治法》八卷（1693），其编次体例从喻嘉言，而突出六经主病宗柯琴。如在太阳上篇列风伤卫证，先以脉证正治诸法冠于篇首，汗、吐、下、温针等误治之法置于后；太阳中篇列寒伤营证，以麻黄汤伐营发汗之法为主，对汗之多少、太过与不及诸病变，亦依次列于该篇；太阳中篇亦有风寒两伤营卫的大青龙汤证，又辨风多寒少，或寒多风少，或治风遗寒，或治寒遗风诸证。阳明上篇列太阳阳明，从太阳治诸证；阳明中篇列正阳阳明，当从下夺诸证；阳明下篇列少阳阳明，而从少阳治诸证。少阳篇列和解表里，及表里偏多偏少诸证。太阴篇列经脏虚寒诸证治。少阴篇列阴阳虚损诸证治。厥阴篇列土木互乘诸证治。总之，沈氏倡六经辨证，主要是从六经的证治特点出发，提纲挈领，但其太阳篇结构仍不免布方、喻之后尘。

包兴言著《伤寒审证表》一卷，其六经审证方法，较之沈明宗更为简明，与陈修园的《伤寒医诀串解》颇相类似。其在太阳病篇分作本病中风、本病伤寒、兼病、阳盛入腑、阴盛入脏、坏病、不治病、方药等八项。阳明病篇分作腑病连经、腑病、虚证、不治病、方药五项。少阳病篇分作经病、本病、入阳明病、入三阴病、坏病、方药六项。太阴病篇分作脏病连经、脏病、方药三项。少阴病篇和厥阴病篇皆分作脏病连经、脏病、不治病、方药四项。这种分类编次方法，钩玄提要，证候毕呈，颇有由博返约之功夫。

《伤寒论》为中医辨证论治最为系统化的不朽典籍，可谓有理有法，有方有药，能直接指导临床实践，如何将其理法方药进行有机编次，更利于临床应用，后世探讨钻研者代不乏人。以上为继柯琴之后，研究《伤寒论》，重辨证论治的代表医家。这些医家对于张仲景原论的编次与发挥，丰富了《伤寒论》的辨证施治理论，增强了临床实用价值，可谓羽翼柯琴，值得后学深入研究。

（二）对《六经病解》的发挥

《伤寒论翼》是柯琴学术思想的集中体现。柯琴在《伤寒论翼》中，阐发《伤寒论》之大义，其中有诸多独到的见解。正如章太炎先生所言："柯氏之于《伤寒论》，犹近代段氏之于《说文解字》也……若夫领录大体，必以柯氏《伤寒论翼》为主。"（《论〈伤寒论〉原本及注家优劣》）可见《伤寒论翼》对伤寒学术影响之深。后世医家研读《伤寒论》，亦多参考柯琴之论；柯琴对六经病的释义，颇为后学推崇。诸家在其基础上有所发挥，彰显了张仲景学说的内涵。

1. 余景和《伤寒启蒙集稿》

余景和（1847—1907），字听鸿，阳羡（今江苏宜兴）人，晚清医家，著有《余注伤寒论翼》《诊余集》《外证医案汇编》等。其另有《伤寒启蒙集稿》七卷，系余景和注释柯琴《伤寒论翼》卷下《六经病解》部分之手稿，书稿完成于光绪十五年（1889），未得正式刊行。

余景和师从孟河派医家费兰泉，以《伤寒论》为医家之正宗、学者之津逮，遂专意于《伤寒论》的研读。其读至柯琴《伤寒来苏集》，见《伤寒论注》与《伤寒附翼》两部分，条理疏畅，议论明晰；至于《伤寒论翼》，则仅有其序，而书中内容未见。其伯祖余葆蓁、堂伯余麓泉均为阳羡名医，收藏遗世之医书甚多，余景和偶从其间，得旧抄本《伤寒快读》一册，实为柯琴《伤寒论翼》卷下部分，包含"六经病解"及"制方大法"，共七篇。余景和对柯琴之作，甚为青睐，于闲暇时与后辈逐句讲解，因其书稿已蠹蚀破碎，有阙字处便以己意补缀，由其门生胡筠青随讲随录，历时近三月，装订成帙，即成《伤寒论翼》卷下之注释之作。后又几经改易，于光绪十五年（1889），余景和命其书名曰《伤寒启蒙集稿》。该书稿是余景和毕生研读《伤寒论》、注释《伤寒论翼》最具价值的内容。《余注伤寒论翼》，是补入柯琴《伤寒论翼》卷上之原文的定稿刊行之作。但《余注伤寒论翼》中，后补入的《伤寒论翼》原文错讹遗漏颇多，且未加注释，故其学术价值不及《伤寒启蒙集稿》。

余景和精研张仲景之书，尤其推崇柯琴之学术，但又不拘执于柯琴之论，他以《内经》理论为依据，综合多年研读《伤寒论》的心得，既受先师启发，又有切身感悟，并结合临证诊治经验，对柯琴《伤寒论翼》卷下内容依次详加注释，对柯琴的学术观点多有发挥。

如柯琴提出，后人"惑于传经之谬""传足不传手之谬"。余景和就此注释曰："人之受邪，不外乎六气。伤寒，太阳寒水之气也。仲景曰太阳病者，寒邪中人，阳郁则恶寒，阳发则热。风为阳邪，发热多而恶寒少，故曰中风。发热则一身尽热，恶寒则一身尽寒。岂有足经病而手经不病者，余未之信也。况仲景太阳病而刺肺俞，肺者，手太阴也。仲景少阳重在三焦，三焦者，手少阳也。唐宋去古未远，注书立说，已有传足不传手之谬。今时未曾考究伤寒之医，随口乱道，何足怪也！伤寒传足不传手，温病传手不传足，时医以谓常谈，成千古之疑窦。吾师曰：圣人治病，补偏救弊。寒邪中人则伤阳，先保其阳，而后可御寒；若温热太过，亦能化为热病。热邪中人则伤阴，先保其阴，而后可祛热；若寒凉太过，亦能转为寒病。只有仲景伤寒而分六经，河间温病而分三焦，使后人治法，表里寒热、上下虚实，不惑于歧途，伤寒温病归于一例，见病施方，不得被手足两经分之所误。温病中用白虎、三承气、大小陷胸、理中、四逆、白通加人尿、椒梅、黄连阿胶、白头翁、复脉等汤，皆《伤寒》方也。《伤寒》之栀子豆豉、桔梗、麻杏石膏、栀子甘草、三泻心、连轺赤小豆、茵陈蒿、承气、白虎加参、竹叶石膏等汤，皆是温病中所需，不得以伤寒温病分治。伤寒者，温病之类也。割裂仲景之文法，为温病，又不能出仲景之范围，又不能得其神髓。将温病、伤寒之分，反使温病、伤寒之浑。不如读仲景原文，分桂枝证、麻黄证、葛根证、柴胡证、栀子证、白虎证、泻心证、承气证、五苓证、四逆证、理中证，汗、吐、下、温、清、补六法俱在其中。一百十三方，方方有法，《内经》七方十剂无所不备，不但伤寒温病，药能中病，何病不治，何病不愈。若拘之伤寒传足不传手，温病传手不传足之说，贻误后学，岂浅鲜哉！"伤寒传足不传手之说，其理绝对不能成立，柯琴于《伤寒论翼·太阳病解》提出而廓清之，甚为必要。余氏从三阳三阴之发病、伤寒温病之病机及伤寒温病治疗用方等多重角度，详尽地诠释了"传足不传手"理论的局限性。诚如其所言："若拘于经络传不传手之说，本无处下手矣。"

又如，柯琴提出："后人妄谓仲景方治表而不及里，曷不于药性一思之。"余景和结合自身临证体会，列举诸多伤寒方治疗杂病之例，以证实"伤寒方治表不及里"之误，阐发柯琴言之未尽之理。如其所云："仲圣一百十三方，用《神农本草》九十一种，入《伤寒论》中，辅相裁成，有合六经之大纲者，有合六经之一目者。盖神农百病兼收，而仲圣则由六经以例百病。所以，上古《本经》取裁九十一种，用之不尽，万世而后，星日炳然，圣之又圣者矣。余每以伤寒方治调理杂病中，悟会到黄连汤治关格呕吐，真武汤治肾虚痰升气喘，乌梅丸治肝厥久痢呕逆，桂枝加龙骨牡蛎治久疟寒热往来盗汗自汗，白虎、竹叶石膏、猪苓汤等而治三消，猪肤汤治久咳音暗下痢，黄连阿胶汤治风热下痢便血，五苓散治湿疝脚气，炙甘草汤治肺痿秋燥，附子理中汤治大便阴结，理中汤治中虚单腹，代赭旋覆汤治噫噫，以此类推，将《金匮》并参，《伤寒》方即调理杂病之方也。仲圣经方如神龙变化出没，得其寸鳞片甲亦难，若能融会贯通，何病不治？若言伤寒方治表而不及里，不但未究药性，亦未识仲圣之方。今时治病，专以发表、消导、克伐攻下，杂凑一方乱投，毫无章法，另有别派所传，余不敢质辞矣。"

其他，如柯琴提出的"仲景立方，只有表里、寒热、虚实之不同，并无伤寒、中风、杂病之分别""合是证，便用是方"等学术观点，余景和均予以发挥，以强调张仲景由六经以例百病，病无一定之治法，随证立方要灵活多变，要四诊合参，辨证论治。此可谓心到笔到，笔到意到，实为发挥柯琴理论之功臣也。

2. 李培生《伤寒论翼笺正》

李培生（1914—2009），湖北汉阳人，当代著名伤寒学家。出身于中医世家，20世纪30年代初期，师从于上海名医恽铁樵先生。湖北中医学院成立后，来该校执教，兼事临床，从医70余年，善用经方，处方平和，屡获良效。

李培生教授熟读中医经典，遍览晋唐以来数百家伤寒学著作。其中，特别推崇柯琴的《伤寒来苏集》，认为该书突出以辨证为主，并有"伤寒方可通治杂病"等颇多创见，历来是一部学习《伤寒论》的重要参考书籍。李培生教授倾其毕生精力，著《伤寒论翼笺正》《伤寒附翼笺正》及《伤寒论注笺正》三部书，对柯琴原著内容做了深入论证，对议论精微处加以重点阐发，文义欠明处加以详细申述，对提法偏颇处加以剖析辨明，因而命其书名为"笺正"。

柯琴的《伤寒论翼》，有许多独到见解，在学术上极具研究价值。李培生结合临床实际，对柯琴之说予以学术探讨。对原书内容精湛部分，而有词句晦涩难懂的，或理论不够完整的，则用"笺"字标出，加以发挥；若遇理论与事实不合的，则用"正"字标出，加以辨正。其见解可谓宗张仲景原论，而对柯琴观点予以适当发挥，对学习和研究《伤寒论》，发扬张仲景学说，有重要参考价值。

《伤寒论翼·太阳病解》云："伤寒最多心病，以心当太阳之位也……心病为太阳本病也。"李培生认为，以心为太阳，而否定旧说膀胱为太阳，终觉未妥。他从五方面对柯琴之论予以辨正，指出"六经成例，不能自破其说，心既为巨阳，主表病，则将置少阴病虚寒证与虚热证于何地？此其一。病之最初一步，多在表不在里，在阳不在阴，在经脉不在脏腑，今谓太阳表病为心病，显与病机传受不符，此其二。六经病各有主要脉证，即各具一定特征。如太阳为寒水之经，故以恶寒为提纲；阳明主燥化，病则为胃家实；少阳病口苦咽干目眩，火化之机显然。三阳如此，三阴亦然，今谓太阳不是寒水之经，是与事实相悖，此其三。六经大法，在表在阳，属阳热实证；在里在阴，属里虚寒证；阳病宜于汗下，阴病法当温补。心属脏主里，如果受邪，岂堪汗解？此其四。桂枝证复烦，大青龙证烦躁，是由于表病不解，邪甚阳郁，而引起神志不安；小青龙证心下有水气，十枣证心下痞硬，苓桂术甘证心下逆满，则是从部位来说；与叉手冒心、恍惚心乱等，由于妄汗里虚，心阳不足，毕竟又有不同，不能以其冠有心之字样，列于太阳篇中，于是一视同仁，即认为太阳病为心病，此其五"。以上从不同角度，对柯琴之论予以探讨，可谓有理有据，以期使张仲景学说得以正本清源。

又如，《伤寒论翼·制方大法》云："大肠小肠，皆属于胃，胃家实则二肠俱实矣。若三分之，则调胃承气胃家之下药，小承气小肠之下药，大承气大肠之下药"。论中将三承气汤作用部位分隶于胃、小肠和大肠。李培生从三方的用药和作用机制角度予以阐释，认为阳明病胃家实则二肠俱实，确为阳明病本质；但以三承气汤之主治分属胃肠，则似乎不可。如其所云："盖肠胃既相连属，岂有阳明邪热犯此而不及彼者？若大承气证固多肠胃俱实……不知承气之用，其得力全在硝黄两味，大黄苦寒泻热，芒硝咸寒润燥，既能去肠胃有形之结积，尤重在泻阳明之燥热。苟非燥热气阻，虽有宿食堵塞肠胃，亦只属后世消导治法，与承气了不相涉。又如结实未甚，而悍热上亢，邪热极炎之势，真阴有消亡之虞，有时亦当采用下法，以泻阳救阴，仲景急下六条，可以默悟此意。故三承气之分，调胃承气证只是重在清阳明有形燥热，而痞满未甚；小承气证则燥热较轻，痞满较甚；若大承气证，则阳明痞满燥实坚证候俱备矣。如此立说，似较允恰。"

柯琴三分承气汤之说虽显偏颇，但若参透《伤寒论》阳明篇原文，不难看出其意之所指。三承气汤虽皆以阳明胃肠为病位，但由于燥热内结的程度不同，结合胃肠虚实更替的生理特点，阳明病病位确有偏于上（胃的燥热盛）和偏于下（肠腑燥结甚）之不同。如调胃承气汤，侧重于治疗胃之燥热，其证以燥热为主。如"太阳病三日，发汗不解，蒸蒸发热者，属胃也，调胃承气汤主之"（248 条），故治疗以硝、黄泻热为主，而以甘草缓恋硝、黄于上，以使胃气调和。小承气汤侧重于治疗大便燥结在肠，如"阳明病，其人多汗，以津液外出，胃中燥，大便必硬，硬则谵语，小承气汤主之"（213 条）。因腑气不顺，证以腹部痞满为主，但未到燥屎内结、肠气闭阻的程度，故治疗用大黄、厚朴、枳实，通腑行气导滞，而不用芒硝。大承气汤治疗燥屎凝结在肠，腑气闭阻，证以痞、满、燥、实兼具，张仲景于阳明篇大承气汤原文中，反复申明"燥屎"二字，意在强调燥热内结、腑气闭阻程度之重，故方中行气、软坚、泻下并用，以荡涤肠中燥屎，为峻下阳明之法。大小承气汤证之间，燥热内结的程度不同，张仲景以"大便硬"和"燥屎"加以区别，实则病位皆以大肠为主；柯琴以"小肠"为小承气病位，是相对于大承气而言。所以，柯琴的三分法，意在说明三方证的病机重点和治疗侧重，经李培生的释义及发挥，更容易理解三承气汤的运用要点。

（三）对六经为百病立法的发挥

自唐宋以来，历代医家皆以《伤寒论》为辨治外感病的专著，对六经辨证的临床意义缺乏深刻的理解。柯琴根据自己对《伤寒论》六经病的认识，结合临床运用经方的切身体会，在《伤寒论翼》中提出了"六经为百病立法"的著名论断。其阐明《伤寒论》的六经辨证，并非仅为外感热病而设，内伤杂病也寓意其中，只要抓住六经方证辨证的实质，百病皆可由此而治。

柯琴认为，六经病主证不仅在伤寒病中可以出现，在其他非外感因素引起的内伤杂病中也可出现，只要把握疾病的阴阳、表里、寒热、虚实的本质，辨明相应的六经方证，就可药到病除。正是基于此认识，柯琴在《伤寒论注》中采用"以方类证"的研究方法，即以六经脉证为纲，不拘《伤寒论》原来的编次，而着重于张仲景方证的辨证。这一分类方法，尤其注重六经辨证精神的阐发，突出六经方证广泛的临床应用价值，且切合临床实用，因而颇为后世临床医家所推崇。

1. 俞根初倡六经钤百病

俞根初（1734—1799），名肇源，浙江绍兴陶里人，清代著名伤寒学家，"绍派伤寒"创始人。俞根初擅治外感热病，每能起沉疴，救危亡，对张仲景学说研究尤深，多有发挥。所著《通俗伤寒论》（原三卷），全书以伤寒为中心，统论一切外感热病的因、证、脉、治，被医学界公认为"四时感证的诊疗全书"，后经何秀山、何廉臣、曹炳章、徐荣斋等名医校勘、修订和增补。《通俗伤寒论》汇集诸家学说之精华，广纳各派伤寒名家之长，受柯琴学术思想影响亦深。如其"六经形层""六经钤百病"之说，皆与柯琴学术观点相一致，是对"六经地面""六经为百病立法"理论的继承与发挥。

六经，是《伤寒论》中根深蒂固的传统术语，明晰六经实质可谓是深入理解张仲景学术的首要前提。俞根初在《通俗伤寒论·伤寒要义》中，分列六经形层、六经病理、六经病证、六经脉象、六经舌苔、六经治法、六经用药法、六经总决等问题，从多个层面剖析六经为病的病理特点和治疗要义，可谓用意极深，是其参透六经本质、发明六经精义的卓识之论。俞根初将六经假定为机体功能方面的六个层次，即"六经形层"，分别为"太阳经主皮毛，阳明经主肌肉，少阳经主腠理，太阴经主肢末，少阴经主血脉，厥阴经主筋膜。太阳内部主胸中，少阳内部主膈中，阳明内部主脘中，太阴内部主大腹，少阴内部主小腹，厥阴内部主少腹"。此六经形层，既明确了病在体表的六经所主，又将病入脏腑的三焦分部隶属于六经，以示人病在躯壳，当分六经形层；病入脏腑，当辨三焦分部；详审邪之所由入，病之所由起，分际清晰。与柯琴的"明六经地形，始得握百病之枢机；详六经来路，乃得操治病之规则"，有异曲同工之妙，无论"六经地面"，或"六经形层"，皆为病变发展中的六个阶段，是认识六经之为病，通晓病势之变化，掌握百病之治疗的关键所在。当然，人体机能之盛衰变化，其动态发展过程，难以完全用此六经形层划分，所以在《六经病证》中，俞根初亦详细列出了错综复杂的多种证候群。

俞根初在《六经总决》篇中提出："以六经钤百病，为确定之总决。以三焦赅疫证，为变通之捷决。""六经钤百病"，意为百病之治不离六经，而三焦辨证辨治温热疫病，又为六经总纲下的变通之举。由此可见，俞根初对六经辨证的临床指导意义予以充分的肯定，其见解与柯琴如出一辙。何秀山对此注释曰："病变无常，不出六经之外。《伤寒论》之六经，乃百病之六经，非伤寒所独也。惟疫邪分布充斥，无复六经可辨，故喻嘉言创立三焦以施治。"何廉臣作按语曰："《内经》云：热病者皆伤寒之类也。是指诸凡骤热之病，皆当从类伤寒观……温热病只究三焦，不讲六经，此属妄言。仲景之六经，百病不出其范围，岂以伤寒之类，反与伤寒截然两途乎……

由此观之，定六经以治百病，乃古来历圣相传之定法。从三焦以治时证，为后贤别开生面之活法……吴氏《条辨》峙立三焦，远不逮俞氏发明六经之精详，包括三焦而一无遗憾。噫！《通俗伤寒论》真堪为后学师范！"何廉臣对俞根初"六经钤百病"之论颇为认同，认为温热疫病辨证亦不离六经，临证不应将六经与三焦割裂开来，当综合应用于外感热病之中，方可相辅相成，明辨疾病本质。

俞根初提出"六经钤百病"之后，继以六法概括六经病的治疗，如"百病不外六经，正治不外六法，按经审证，对证立方"（《通俗伤寒论·六经方药》）。从其《六经方药》一章所载方剂来看，其所云六法，即汗、下、温、清、补、和六法。汗、下两法，分别是使病邪从汗腺、大便排泄而出，处方目的皆以排出疾病毒素为要。温、清两法，是为寒、热两证的对证治疗，即寒者温之、热者清之。和法，往往寒温并用、攻补兼施，以使机体内部协调。补法，或为滋阴，或为回阳，以恢复机体正气，振奋人体机能。此正治六法，暗合六经，可见其继承柯琴"于诸病之表里阴阳，分为六经，令各得所司，清理脉证之异同，寒热之虚实，使治病者只在六经中下手，行汗、吐、下、和解、温补等法而无失也"（《伤寒论翼·六经正义》）之论。而在治疗上更分清六经方药，诚可谓是对柯琴之论的有益发挥。鉴于临床证候错综复杂，俞根初在六法之外，又提出"佐治十法"，以"六法为君，十法为佐""按经审证，对证立方"，则汗、吐、下、和、温、清、消、补等法兼赅，临证则能守其常通其变，百病之治，皆能灵活辨证用药。

《通俗伤寒论》不仅融伤寒、温病等一切外感证之理法方药于一炉，且合内伤杂病之理法方药于一体。如《气血虚实》《伤寒夹证》《伤寒兼证》等篇所载病证，实属内伤杂病或杂病与外感相兼之证，示人伤寒中有杂病，杂病中兼外感，其辨证皆不出六经之外，从六经入手方可见病知源而随证施治。

2. 温病证治不离六经

六经为百病立法，温病的辨证也不离六经。观吴鞠通《温病条辨》，在三焦温病框架下，亦未脱离六经辨证，而是将《伤寒论》方灵活运用于温病证治之中。举例言之，阳明温病既有无形邪热炽盛的白虎汤证，兼气阴两虚的白虎加人参汤证、竹叶石膏汤证等，又有燥实内结的三承气汤证。如"阳明温病也，脉浮洪，躁甚者，白虎汤主之；脉沉数有力，甚则脉体反小而实者，大承气汤主之"；"阳明温病，脉浮而促者，减味竹叶石膏汤主之"；又有"阳明温病，纯利稀水，无粪者，谓之热结旁流，调胃承气汤主之"；"阳明温病，汗多谵语，舌苔老黄而干者，宜小承气汤"等。太阴温病用五苓散、茵陈蒿汤、四逆汤等加减，如"足太阴寒湿，腹胀，小便不利，大便溏而不爽，若欲滞下者，四苓加厚朴秦皮汤主之，五苓散亦主之"。又"足太阴寒湿，舌灰滑，中焦滞痞，草果茵陈汤主之。面目俱黄，四肢常厥者，茵陈四逆汤主之"。少阴温病，用黄连阿胶汤，如"少阴温病，真阴欲竭，壮火复炽，心中烦，不得卧者，黄连阿胶汤主之"。吴鞠通将六经辨证融入三焦辨证之中，将《伤寒论》方剂灵活运用到温病证治之中，可见温病学辨证论治体系亦在六经框架之下；三焦、卫气营血等辨证方法，为六经总纲下的变通之法。六经为百病立法，温病自在其中。

3. 六经辨证的现代应用

自柯琴、俞根初提出"六经为百病立法""六经钤百病"之说，后世医家对六经的实质展开了深入的探讨，对六经辨证的临床意义有了新的认识。众多医家在六经辨证理论指导下，运用经方治疗内、外、妇、儿、眼科等杂病，皆取得了满意的疗效。

（1）范中林六经辨证治疗疑难杂病

范中林（1895—1989），四川郫县太和镇人，蜀中名医。潜心于《伤寒论》的研究，善用经方，在掌握六经辨证规律，治疗外感和内伤杂病方面，积累了不少经验，特别是对某些虚寒证、疑难病疗效尤为显著。《范中林六经辨证医案选》一书，记载了 69 例以六经辨证为指导的临床诊治病案，该书编排即以六经为序，如太阳证有发热、偏头痛、眩晕、历节病等，阳明证有呕吐、泄泻、臌胀、高热痿躄等，少阳证有发热、癫狂，太阴证有视歧、痰咳、胃脘痛、水肿等，少阴证有哮喘、咳嗽、心悸、寒厥等，厥阴证有头痛眩晕、骨痹、寒痹等，以及诸多按六经合病、并病治疗的案例，涉及内、外、妇、儿、眼各科疾病。

临床应用六经辨证，首先要从主症和病机入手。以《范中林六经辨证医案选》中少阳证两则病案为例，一为少阳证发热，一为少阳证癫狂，此二案证治均非常典型。前案是近两年的往来寒热，每日发作，伴见头晕眩，口苦咽干，胸胁满，心中烦躁，舌质红，苔白微黄腻，脉弦数。本案症状为典型的少阳证，病虽迁延两年，根据"柴胡证仍在者，先与小柴胡"，治以小柴胡汤加减，一剂热退，诸证悉减。后案癫狂是由气郁动怒而致，患者初起病轻，仅有失眠易怒，心神浮越，微现癫病之象。后由于失治而病情加重，肝气郁结，热久化火，偶感情绪激动，胆火上冲，心气不镇，神志顿为之昏乱，遂发为癫狂。结合其人面赤、舌红、脉弦数，确诊为少阳证无疑。《伤寒论》柴胡加龙骨牡蛎汤，本用治太阳伤寒误下后，胸满烦惊、谵语等。后世常以此方治疗狂癫诸病，遂以本方加减而治，二诊而愈。此二案皆属杂病，从六经辨证入手，抓主症与病机，故可从少阳治而获效。

又如，太阴证视歧一案，病虽属眼科，但从六经入手，其诊治思路颇奇。视歧证临床并不少见，该患并无明显既往病史，仅自觉劳累，如感冒后之不适，主症即复视，西医诊断为动脉硬化性视网膜病变。《灵枢·大惑论》："五脏六腑之精气，皆上注于目……精散则视歧，视歧见两物。"通常认为，"精散"多由肝肾虚损所致。但从病情及全身情况分析，此病患并无肝肾两虚之征。而且，前医曾用补肝血、益肾气之药物予以治疗，均未奏效。《审视瑶函》:"目中有神膏",此神膏实为肺阴所聚,前人或称为阴精所生之魄,即"肺藏魄"。张景岳云:"魄之为用,能动能作,痛痒由之而觉也。"(《类经·脏象类》卷三)人体一些知觉与动作,皆与"魄"正常作用相关。患者视物常见白色、白影,白睛中有淡红血丝。白色在五行属肺,白睛亦属肺,肺主治节,为娇脏,五脏六腑之华盖。外感寒湿之邪入侵,每先犯肺,使治节失调,令气血阻滞于目,逐渐凝滞,必损及手太阴之精膏,久之发为视歧。且太阳为六经之藩篱,寒湿之邪入侵,太阳首当其冲。同时足太阳膀胱之脉,起于目内眦,上额,交巅,下脑后,外邪循经上目逐渐凝聚,竭散瞳神之精膏,以致视物分歧。综合上述分析,遂将本例"精散",辨为外伤寒湿之邪,循太阳之经入侵,内伤手太阴之目中神膏所致。故以太阳伤寒之主方麻黄汤加减,散寒湿、利肺气、通经脉;药用麻黄、杏仁、半夏、甘草四味,连服六剂,病证痊愈。本证之太阴,非《伤寒论》之太阴病,因肺合皮毛,手太阴肺之病变当属六经病之太阳证,故本证称太阳证视歧亦可。前人对麻黄汤的运用,总不外太阳伤寒证。正如柯琴所云:"太阳主一身之表……太阳为开,立麻黄汤以开之,诸证悉除矣。"(《伤寒附翼·麻黄汤》)范中林对麻黄汤的应用,已大大超出太阳伤寒证。本案虽不见典型的"伤寒八证",但根据六经为病的特点,按太阳证治疗,诊治思路虽奇,而疗效显著。

　　范中林六经辨证验案,涉及外感、内伤多种疾病。其辨证依据主要从两方面入手:首先,是基于提纲证。提纲证是对病证发展变化规律的精要概括,是六经辨证的最主要依据,有是证则属是经,即可用本经方药。如"太阳证发热"案,病虽迁延三年之久,但就诊时见"畏寒、发热、两膝关节疼痛、脉浮紧",恰合太阳伤寒提纲证(原文第3条),仍属伤寒表实证,故不拘时日,仍与麻黄汤发汗。其次,是根据脏腑经络相关联。某些病证没有典型的提纲证表现,从方证入手有时症状亦不典型,这时可根据中医理论中与之相关的脏腑经络，进而依据本脏腑经络的六经属性，可以判断属于某经。如"太阴证痰咳"案，太阴病提纲证并无痰咳证候，由于痰咳与肺相关，而肺属太阴，故将此证诊断为太阴证，治疗即从太阴脾、肺入手。

（2）陈亦人运用六经辨证治疗肾脏疾病

陈亦人（1924—2004），江苏沭阳人，著名中医学家，幼承家学，稍长师从同闾儒医戴笠耕先生，于四大经典研习颇深。尤专于《伤寒论》，著有《伤寒论译释》《伤寒论求是》等。在《伤寒论》理论研究上，有诸多突破，纠正了《伤寒论》单纯为伤于风寒及单纯为外感病而设，认为该书绝大部分内容是杂病、疑难病之范畴。如其在《略论六经钤百病》一文中说："只因为囿于《伤寒论》书名，遂将这综合的六经辨证理论，专属于狭义伤寒，实是天大的误解。柯、俞等氏在六经专主伤寒已成定论的时候，能够勇敢提出'六经钤百病'的意见，对于始终顺旧的人来说，无异是当头棒喝。"

陈亦人对《伤寒论》的实用价值大为肯定，认为即使传统认识上属表证之太阳病，亦非纯属外感，其中多兼杂病。在研究方法上，强调"正名求实"，撰《伤寒论名实考》，填补了《伤寒论》理论研究之空白。在《伤寒论》辨证体系研究方面，突破了传统六经辨证体系的框架，提出六经辨证与八纲辨证相结合的完整辨证体系。其临床诊治疾病多宗六经辨证之旨，众多疾病参合六经辨证而治疗，如"运用六经辨治肾脏疾病经验"（《陈亦人医学薪传·下部》）中记载的肾病六经辨治法，从中可以窥探六经辨证诊治内伤杂病的临证思路。

肾脏疾病，证情较为复杂，就其病因来说，离不开外感风、寒、湿、热、毒邪；而先天禀赋不足，后天失调，又是其发病的重要内因。临床虽有肾小球肾炎、肾盂肾炎、肾病综合征等不同疾病，其辨证皆有六经发生、发展和传变的规律可循。现将《陈亦人医学薪传》一书中记载的肾病六经辨治法摘录于下。

①六经序传

各种肾脏疾病，在发病的过程中，不可能一成不变，其发生发展皆有一定的规律。肾盂肾炎、肾小球病变皆由外感而起，其病变过程亦遵循由轻到重、由表入里的特征。就其正虚来说，先由不重到重，其阳气之虚亦每先气后阳，其邪气则从表入里，由强到弱，并随人体质及治疗情况而化热、化寒。其总体病机，较为符合《伤寒论》之六经传变规律。

病变之初，多由外感六淫之邪而引起，每每先有太阳之见证，如恶寒、发热、头痛、身痛、腰痛等。继之出现小便不利、水肿等，为表证不解，随经入腑，膀胱气化不利的蓄水证。病情进一步发展，则又可出现往来寒热、口苦咽干、目眩、胸满不舒等少阳病之见证。部分病人，邪气化热，表邪入里而传入阳明，病至阳明，亦有经证、腑证之不同。

若失治误治，病情不解，邪气损伤正气，首先出现的是脾气不足，而未达到阳气亏虚之程度。此时，病已入太阴，标示着病由以实为主而转变为以虚为主，疾病发生了本质的变化，多见于各种肾病的慢性期之初。

若病在太阴而未能及时治疗，或此时过用温燥，皆可传入少阴，从而出现寒化与热化两种不同的证型。寒化证，系气虚的进一步发展，导致阳气亏虚，而热化证则是肾阴不足，此多见于各种肾脏疾患的中后期。

若病仍不解，正虚不复，而邪毒炽盛，损伤脏腑，败坏气血。其病情虚实互见，寒热错杂，标示着病已深入厥阴，预后欠佳，多见于慢性肾功能衰竭期。

②直中

直中，即疾病发生之初，不经太阳之表，而直接入里，从而表现为三阴证候或少阳证候。临床上，不少患者发病之初，自不在意，或无任何自觉症状，一经发现即为慢性期，如隐匿性肾炎等。介别患者，一经确诊，即为尿毒症等。

③合病、并病

合病、并病患者亦较常见，或发病之初即含有二经证候，或在演变的过程中，一经证候未罢，又出现了另一经证候，最常见的为太阴、少阴合病、并病。

④寒化热化互见

寒化热化互见，是指在病变过程中，既有寒化之征，又有热化之象，从而出现阴阳双亏、气阴两虚的病证。另外，某些疾病还可能出现表里互传之证，最常见的为太阳、少阴互传，及少阳、厥阴互传，在治疗时应予注意。

尽管各种肾病均有泌尿系统病变，但各种病之间毕竟存在着差异。即使患同一种病，如肾小球肾炎，但因病期、体质、时间、地域、感邪轻重等诸因不同，其临床表现亦完全不同，在病机上存在着极大差异，有的为太阴病，有的为少阴病，即使同属少阴，亦有寒化、热化之异，更有兼夹之别。因此，治法就不可能相同。治疗的关键，在于根据不同临床表现，首先明确属六经中何经病变，而后确定不同的证候类型，有是证即用是药，突出辨证论治，才能发挥中医药特长而取得疗效。此不但是治疗肾病的秘诀，也是治疗各种疾病的关键所在。不可一见肾病，即谓病在中医肾脏本身，而只求归肾经之药；但从肾治，则往往事与愿违。由上可知，肾病之变，可分属六经，累及五脏六腑，绝非肾之一端。

（3）陈达夫中医眼科六经法要

陈达夫（1905—1979），四川西昌人，著名中医眼科学家，著有《中医眼科六经法要》一书。陈达夫在眼科疾病的辨证上，重视人体的整体性，将六经辨证与眼病具体特点相结合，创立了眼科六经辨证的理论和方法。陈达夫认为，"眼病须分五轮，审八廓，辨六经"（《中医眼科六经法要·眼科开卷明义》），将散漫纷纭的各种眼病，悉归于六经节制之下，以六经统帅眼科五轮、八廓，结合八纲、脏腑、气血等辨证，将局部辨证与全身辨证熔为一炉，执简驭繁，从而增强眼科辨证的整体性和灵活性。

《灵枢·邪气脏腑病形》："十二经脉，三百六十五络，其血气皆上于面而走空窍，其精阳气上走于目而为睛。"说明眼与经脉有着密切的关系，人体十二经脉，都直接或间接地与目连接，眼目功能的形成，是依赖十二经脉运送之精气灌注的结果。从前人的记载，可以看出经络所生之病，也几乎都与眼目相关。如《灵枢·经脉》："大肠手阳明之脉……是主津液所生病者，目黄，口干"；"膀胱足太阳之脉……是动则病冲头痛，目似脱"；"胆足少阳之脉……是主骨所生之病者，头痛，颔痛，目锐眦痛"等。目病与六经相关，目者五脏六腑之精华所聚，而经络实为五脏六腑的道路，没有经络交通，则五脏六腑之精华不能输送至眼目。因此，眼病按六经辨证，是完全有理论根据的。

陈达夫眼科六经法要，是以眼科六经病形为纲，以脏腑辨证为基础，八纲辨证贯穿始终，辨证求因，审因论治，并用六经传变来说明眼病的变化。现将其部分六经目病证治内容列出，学者可从中举一反三。

①太阳目病

凡目暴病，白珠红赤，大眦内血丝较粗，或从上而下者特甚，鼻鸣或不鸣，脉浮，微恶风，或巅顶脑项痛，或半边头肿痛，为太阳伤风也。法当温散，宜桂枝汤。若风轮、水轮起翳者，有兼证也，则当随经兼治之。

凡目暴病太阳，白珠血丝作淡红色，涕清如水，泪涌如泉，畏光甚，无眵，两眉痛者寒也，麻黄汤主之。

太阳目病，伤风或伤寒，本风寒治法不愈，两睑反硬痛红肿，结眵干黄者，宜桂枝二越婢一汤。

目病伤风，不畏光，无眵，风轮上起灰白色翳膜，甚至遮盖瞳神者，于桂枝附子汤中，加重海螵蛸以治之，或兼点涩化丹。

②阳明目病

气轮血丝满布，乾廓坤廓尤多，羞明流泪，额前痛，目眶痛者，病在阳明。阳明应恶热，今病人反恶风寒，项背强，微有汗者，风伤阳明之表也，主以桂枝加葛根汤。病同上节，而独无汗者，葛根汤主之。

乾坤二廓血丝特甚，作梗而不畏光，不恶热，不恶风寒，食则欲呕者，吴茱萸汤温之。

阳明目病，畏光，鼻干，眵干，舌苔白厚，脉洪而数。每日辰时，额前剧痛，过时则额痛复减者，人参白虎汤加白附子主之。

大便经常燥结，数日方解一次，眼珠外突，势欲出眶，乾坤二廓血丝不红，反作黑紫色者，轻剂桃仁承气汤主之。得利后，暂止服，转补心脾，又复予之。

③少阳目病

两额角或太阳穴胀痛，或口苦咽干，目赤羞明，锐眦兑廓血丝较甚，脉弦细或沉紧者，少阳伤寒也。若系中风，则两耳闭气，胸胁不快，均以小柴胡汤主之。

少阳目病，胞肿难开，眵多而稀，泪如淡血者，宜本小柴胡汤化裁。方中去半夏、姜、枣，加薄荷、白芍、防风治之。

本是柴胡证，予以小柴胡汤数服，兑廓血丝不退，而坤廓血丝复起，心下郁郁微烦者，当改用大柴胡汤。

风轮内不明洁，色泽与寻常有异，白睛血丝多在风轮边缘，眼珠疼痛，因而昏盲者，龙胆泻肝汤主之。

④太阴目病

头痛如压，肉轮浮肿而软，气轮血丝细碎，或乾坤二廓血丝较多，四肢烦疼者，桂枝汤主之。

肉轮浮肿而硬，气轮血丝细碎而赤，眵多，或乾坤二廓血丝较甚，四肢烦疼者，桂枝加大黄汤主之。

气轮色蓝，风轮外表无光，面白不泽，眼胞浮软者，附子理中汤主之。

气轮与全身发黄，腹满腹痛，便硬拒按者，茵陈蒿汤主之。

胞睑软弛，湿烂色白，流泪发痒者，苓桂术甘汤主之。

⑤少阴目病

头痛如锥，属少阴病，或表或里，都能如此。假如患者突然目赤，坎离二廓血丝较多，不畏光，无眵，头痛如锥，就是少阴表虚伤风，宜用桂枝加附子汤。若目不全赤，坎离二廓仅现血丝一二缕，则属于虚，治不同法。

白珠血丝作淡红色，涕清如水，泪涌如泉，畏光甚，无眵，两眉头痛，而脉沉紧者，麻黄附子细辛汤主之。

风水气轮明净光洁，而血轮痛如针刺，烦躁不眠，视物无睹者，黄连阿胶鸡子黄汤主之。

五轮正常，而眼中常见白色光亮微小圆点飞动者，肾水上泛也，宜用真武汤温之。

⑥厥阴目病

厥阴风证，头如斧劈，虚与寒痛，仅在巅顶。若病人有此头痛，而风轮随起灰白色翳膜，白珠红赤梗痛，手足时冷复热者，当归四逆汤主之。

头痛偏左，风轮起翳，或起灰白色膜者，予吴茱萸汤。

两眼轮廓正常，而视赤如白，视黄如红，颠倒色彩辨认不清者，炙甘草汤加柴胡主之。

小儿素患蛔虫，久则双目紧闭，风轮白浑，气轮微黄，而黄中必浑涵血色，名曰肝疳，宜服乌梅丸。

以上眼科病证的六经框架，可谓提纲明确，任随病证变化万千，都可明辨出它应属哪一经病；经证既定，就可随其主症，仔细推求病机，得出正确诊断，选择相应的六经治法。

（4）李树勋六经辨证治疗儿科疾病

六经辨证所确立的六大证候类型，非为外感病的特异性辨证；既可见于急性热病，又可见于诸多杂证；不但适用于成人，同样也适用于小儿。根据临床辨证，凡可归属于六经某一经的，均可按六经辨证施治。但在具体应用中，当本着师古而不泥古的精神，既掌握原则性，又要持有一定的灵活性，不必诸证悉具。其中，有些理法方药，在张仲景书中虽为救逆而设，但只要辨证明确，按异病同治的原则，亦可作为正治法运用。李树勋运用六经辨证在儿科疾病的治疗方面积累了一定的经验，现将其治疗儿科呼吸、消化、泌尿等系统疾病经验介绍如下。

①小儿呼吸系统疾病

小儿肺炎

在发病初期，症见身热无汗，喘咳鼻扇，苔白干，纹紫滞者，则按《伤寒论》麻杏甘石汤证，汗下后热邪内迫于肺，身热汗出而喘辨证施治。方用麻杏石甘汤加双花、连翘、黄芩等。

在肺炎进展期，症见高热喘咳，汗出烦渴，喜冷饮，苔白干或黄白相间，纹紫滞，脉洪大或滑数者，则按《伤寒论》阳明经证施治。方用白虎汤加清热泻火药或清热解毒药。若兼见腹满便结，苔黄干者，可合用小承气汤以泻热存阴。若兼见神昏抽搐者，则用白虎汤加羚羊、钩藤等。若兼见头额汗出，手足逆冷，嗜睡或烦躁，脉微细欲绝者，则按《伤寒论》少阴寒化证辨证施治。方用四逆汤或四逆加人参汤。

在肺炎恢复期，症见身热低微或起伏，神疲体倦，不欲乳食，脉细数或沉细无力者，则按《伤寒论》397条提出的伤寒病解后气阴两伤辨证施治。方用竹叶石膏汤化裁。

小儿支气管喘息

若症见微热无汗，形寒肢冷，胸膈满闷，喘息不得卧，痰涎清稀色白，苔白滑，纹淡紫或脉略弦数者，则按《伤寒论》40 条太阳病"外寒内饮"辨证施治。方用小青龙汤加减。

若症见身热汗出，面唇潮红，胸闷气促，喘息抬肩，痰液稠黏不易咯出，苔白干，纹紫滞，或脉象滑数者，则按《伤寒论》63 条热邪迫肺辨证施治。方用麻杏石甘汤加黄芩、前胡。

若症见喘哮声高息涌，烦闷不安，以咯出大量痰涎为快，苔白滑，脉略弦者，则按《伤寒论》67 条水饮内停、气上冲胸辨证施治。方用苓桂术甘汤加葶苈子。

小儿胸膜炎

若症见发热恶寒，或寒热往来，胸胁刺痛，咳时痛剧，脉弦数者，则按《伤寒论》97 条少阳病辨证施方。方用小柴胡汤加减。

若症见身热时起时伏，胸胁苦满微痛，气息促迫；或大便秘结，或小便不利，苔白腻，脉沉弦者，则按《伤寒论》136 条水热互结在胸胁的结胸证辨证施治。方用大陷胸汤加减。

②小儿消化系统疾病

小儿急性腹泻

若症见腹泻腹胀，排出蛋花汤样便，尿少而黄，肛门红；或身热，或呕吐，苔白干，纹紫滞者，则按《伤寒论》34 条太阳病误下形成协热利证辨证施治。方用葛根芩连汤加鸡内金、乌梅、神曲等。

小儿慢性腹泻

若症见腹泻溏薄如鸭矢，面唇色淡，形寒肢冷，尿清白，苔白润，指纹不显者，则按《伤寒论》273、277 条太阴病里虚寒证辨证施治。用理中汤或附子理中汤加鸡内金、乌梅。

小儿急性痢疾

若症见身热腹痛，便脓血，里急后重，苔白干，脉滑数或弦数者，则按《伤寒论》371条厥阴热利下重辨证施治。方用白头翁汤加减。

小儿慢性痢疾

若症见腹绵痛，便脓血，经久不愈，面色淡白，苔白滑，脉沉细无力者，则按《伤寒论》第306条少阴病下利脓血辨证施治。方用桃花汤加味。

③小儿泌尿系统疾病

急性肾炎

若症见身微热，颜面、全身浮肿，小便不利，肉眼血尿不明显，苔白滑，脉浮略数者，则按《伤寒论》71条太阳腑证施治。方用五苓散加白茅根。

若症见颜面浮肿，尿量减少，肉眼血尿明显，苔白润，脉沉数者，则按《伤寒论》223条阳明病水热内蓄辨证施治。方用猪苓汤加旱莲草。

若症见浮肿尿少，皮肤生疮，苔薄白，脉沉数者，则按《伤寒论》262条伤寒郁热在里辨证施治。方用麻黄连翘赤小豆汤。其血压高者，以浮萍代麻黄。

慢性肾炎

若症见面色㿠白，面足浮肿，或全身肿，头晕目眩，尿清或便溏，苔白腻，脉沉细无力者，则按《伤寒论》82条阳虚水泛证辨证施治。方用真武汤化裁。

④其他小儿疾病

小儿风湿反复发作

若症见关节肿痛，屈伸不利或肢体烦痛，不能翻身，汗出恶风，短气乏力，发热或无热，苔薄白，脉濡数或浮缓者，则按《伤寒论》174、175条太阳病，风湿相搏，留着骨节或阻滞经络辨证施治。方用桂枝附子汤或甘草附子汤加一二味活血药。

小儿胆道蛔虫

若症见右上腹部阵发性、剧烈性疼痛，伴有四肢厥冷，呕吐或吐出蛔虫，苔薄白，脉沉紧或弦数者，则按《伤寒论》338 条蛔厥证辨证施治。方用乌梅丸化裁。

小儿传染性黄疸型肝炎

若症见目珠、颜面或全身发黄，色鲜如橘，小便少而黄，或发热，呕恶食少，腹胀便秘，苔黄腻，脉弦数或滑数者，则按《伤寒论》236、261 条湿热发黄辨证施治。方用茵陈蒿汤或栀子柏皮汤加味。

小儿腓肠肌痉挛

若症见阵发性小腿肚痉挛性疼痛，过后一如常儿，苔白干，脉沉细者，则按《伤寒论》29 条阴液耗伤、筋脉失养引起的脚挛急辨证施治。方用芍药甘草汤。

小儿先天性巨结肠症

若症见大便秘结，甚或不能自己排便，伴有腹胀、多尿、呕吐，苔白腻或黄干，纹紫滞者，则按《伤寒论》第 208 条阳明病燥热与肠道糟粕搏结辨证施治。方用小承气汤，可酌加皂角。

小儿鞘膜积液

若症见睾丸肿大，光亮有波动。乳食如常，尿量较少，苔白稍腻者，则按《伤寒论》71 条太阳蓄水证辨证施治。方用五苓散。

小儿习惯性头痛

若症见头痛时作时止，或偏于一侧。痛时伴有干呕、吐涎沫，或手足不温，苔白滑，脉沉弦者，则按《伤寒论》378 条厥阴病浊阴上逆辨证施治。方用吴茱萸汤。

从以上运用六经辨证治疗小儿病的经验，可以看出抓主症、辨六经、活用经方的临证思路。临床擅用经方治疗疑难、危重病的历代医家不胜枚举，现代已故的名医蒲辅周、岳美中、金寿山、刘渡舟等，亦都以擅用六经理论辨治疑难病而享有盛名，足见"六经为百病立法"，已成为众多医家临床实践的准绳。

四、国外流传

吉益东洞（1702—1773），是日本汉医古方派的代表人物，著有《方极》《类聚方》《建殊录》《医事或问》等著作。吉益东洞推崇张仲景方，强调"方证相对"，其学术思想的形成，受我国清代江浙一带名家如张志聪、柯琴、徐大椿等人对《伤寒论》研究成就的影响，形成了日本汉方医学的"方证相对"说，以其为代表的日本汉医古方派医家多宗此说。

（一）日本汉方医学源于中医学

日本医学有西洋医学和汉方医学两个体系。汉方医学，又称和汉医学或东洋医学，其理论溯源于我国中医学，但又基于日本自身的文化背景及医疗实践，而逐步形成了自己独特的体系，发展成为日本之传统医学。因而，日本汉方医学起源于中医学，又有别于中医学。日本汉医临床用方的特色之一，即是以病证为根据。认为古方的适应证是人体对各种病源的反应，常根据经验对不同的病证运用不同的方药。特别是日本汉方中的古方派，不仅强调按经验、按病证用方，而且其所用之方局限于《伤寒论》和《金匮要略》中常用方200多首。

日本汉医界，非常重视对方剂与药物适应证的探讨，尤其是张仲景方药的适应证，其唯一根据就是症状。所以，有学者认为，方证学、药证学、随证治疗学，是日本汉医古方派的特色。另外，现代日本汉医注重诊断客观化研究，还开展了方证模型、舌象模型、脉象仪研究等，并发展了中医的"腹诊"，作为选方用药的指针之一。

日本汉医重视经验，主张对照方证用药，"方证相对"是其临床诊疗的基本原则。其主体思想是"定证定方"，就是将方与证固定下来，见某证用某方，证有规定，方无加减，并作为汉方证治的准绳。"方证相对"的理论，由古方派医家吉益东洞所确立，其后历代汉医均有所发展，是日本汉方医学的特色。

（二）"方证相对"理论溯源

"方证相对"理论，可以说是日本汉医对中医理论实践运用和独特认识的产物，是与中医辨证论治不同的诊疗思维，其理论要溯源于张仲景。

张仲景"勤求古训，博采众方"，著《伤寒杂病论》，总结了汉以前诸多的传统经验方。这些经验方，均是张仲景之前数千年临床实践经验的积累，故后世又称张仲景方为"经方"。张仲景创立六经分证、八纲辨证，提倡"有是证，用是方"，主张方证相应。《伤寒论》中有"病皆与方相应者，乃服之"（317 条）的原文记载，并开"以方名证"之先河，如"桂枝证"（《伤寒论》34 条）、"柴胡证"（《伤寒论》101 条）、阳旦证（《金匮要略》妇人产后病篇第八条）等。后世公认张仲景为医中之圣，《伤寒论》和《金匮要略》被誉为中医经典，经方更有"医方之祖"之称。其后，历代医家皆宗法张仲景辨六经、析八纲之论，临证重视主证用主方，兼证则用加减方或合方的治疗理念。张仲景其后的中医历代研究，也多是围绕张仲景学说开展的"方证学"研究，如孙思邈的"方证同条，比类相附"、柯琴的"证以类聚，方随附之"等方证研究方法，不难看出历代中医伤寒家对方证的认识已非常深入。

（三）吉益东洞的"方证相对"论

"方证相对"是日本汉方古方派的主要学术思想。其概念的明确提出，当推古方派代表医家吉益东洞。吉益东洞遍读古今医籍，对《伤寒论》进行了深入的研究。其推崇张仲景方，认为"方证相对"乃是张仲景治法之大要，并以此为出发点研究《伤寒论》，阐释其证治原理，从而建立起以"方证相对"为指导思想的汉方诊疗体系。吉益东洞在《方极》自序中提出"仲景之为方也有法，方证相对也，不论因也"的学术主张，《类聚方》是其倡导"方证相对"的代表之作。该书自序云："张氏之籍之难读也，方之与证之散在诸篇，使夫学者惑焉。今也列而类之，附以己所见，其有疑者，矩之以方焉，名曰《类聚方》。"吉益东洞熟读《伤寒论》，悟出"以证类方"之理，又在柯琴"以方名证"思想的影响下，更为大胆地将《伤寒论》与《金匮要略》合而为一，处方则以类聚之，共收方221首，其中《金匮要略》方122首，《伤寒论》方63首，两书共用方36首。

吉益东洞的方证研究，有以下几方面特色：首先，以方类证，不拘六经。他将张仲景方大体分为十六个方证类，每一类又分别考虑到基本用方、主治证候和共选药物。如桂枝汤类方，以桂枝汤为基本方，主治证候分别以桂枝汤之表证和小建中汤之里证为代表，药物均涉及桂枝，共有桂枝汤及其加减方30余首。这种编次简明扼要，条理清楚，直观地把张仲景组方用药、随证治之的特点和规律展现出来。其次，定证定方，以切实用。同一方证，在《伤寒论》《金匮要略》中往往散在于诸篇，吉益东洞则将它们汇集起来，对其证候加以综合，确定每一方证的主证。对于原文述证不明确或不完善的，便结合自己的临床经验予以补充。既有对张仲景方证的总结，也有吉益东洞自己的临床经验；每一方证并不叙述医理，而强调"有是证即用是方"，与张仲景之本意是相吻合的。第三，主方与兼剂配合使用。吉益东洞主张，使用张仲景原方不予加减，但必要时也可根据证候特点，采用多方合方进行治疗。多方合用，是方证相对原则的灵活运用，能扩大方剂的使用范围，增加用方的变化。

（四）柯琴学术对日本汉方医学的影响

吉益东洞与柯琴，对张仲景学术的认识较为一致。观其《类聚方》的书名，与柯琴"挈其大纲，详其细目，证因类聚，方随附之"（《伤寒论注·自序》）如出一辙，而且《伤寒来苏集》的问世早于《类聚方》（1762）。《伤寒论注》成书于1669年，已为学术界公认，并有书存可资稽考。根据国内现存古籍版本著录，1706年已有《伤寒来苏集》刻本，其残本现存于黑龙江中医药大学，而流传最广的当数1755年的昆山马中骅刻本。此外，国内还有日本文政四年（1821年）京都须原屋平左卫门刻本《伤寒来苏集》，现存于北京、南京等地。所以，柯琴的学术主张，对吉益东洞的学术思想有极大的影响，尤其是明末清初中国与日本的海路贸易，也打开了此书流传日本的可能途径。1701年和1755年，《伤寒来苏集》的两种刻本传入日本，对吉益东洞"方证相对"思想的形成应有较大影响。

在柯琴"以方名证，以证名篇"学术主张影响下，吉益东洞力主古方，将《伤寒论》和《金匮要略》方合而为一，以证类方，汇集张仲景相关论述，附以自身亲验实证体会，主张方证相对，可谓独树一帜，堪为日本汉方派的楷模。其著作对后世古方派医家乃至整个日本汉方医学界影响深远，仅围绕《类聚方》进行考订、辨析、发挥的著作，就多达数十种。尾台榕堂之《类聚方广义》则是在长期考证及实践的基础上，为吉益东洞《类聚方》详加批注，并融入东洞《方极》之精髓，堪称古方派最优秀的临床实用书籍，至今为日本汉方医界所喜读。

综上所述，诚如李培生教授所言，"中医学中，苟无《伤寒论》，则'学'字一词，将大有逊色；业中医者，苟不学《伤寒论》，则不足以为中医"（《柯氏伤寒论注疏正·自序》）。自西晋王叔和搜集整理《伤寒论》后，又经宋臣林亿等校正，金人成无己注解，自宋迄清，历数百年，注伤寒者，不下数百家，惟柯琴《伤寒来苏集》一书，以辨证为主，其学术主张，诸多创见，对后学影响深远。柯琴毕生治《伤寒论》之学，其以证名篇、方以类从的编次《伤寒论》方法，对伤寒注疏研究功不可没。其理论上提出"百病兼赅于六经""六经地面"等说，倡导六经辨证观，为伤寒学派的传承和发展做出了重要贡献。

柯琴

参考文献

著作类

［1］清·柯琴.伤寒来苏集［M］.上海：上海科学技术出版社，1959.

［2］清·柯琴.玉机辨症［M］.北京：中国中医药出版社，2015.

［3］黄帝内经素问［M］.北京：人民卫生出版社，1963.

［4］灵枢经［M］.北京：人民卫生出版社，1964.

［5］魏·吴普等述，清·孙兴衍、孙冯翼辑.神农本草经［M］.太原：山西科学技术出版社，1991.

［6］汉·张仲景.金匮要略［M］.北京：人民卫生出版社，2005.

［7］汉·张仲景.伤寒论［M］.北京：人民卫生出版社，1987.

［8］晋·王叔和.脉经［M］.北京：人民卫生出版社，1962.

［9］晋·皇甫谧.针灸甲乙经［M］.北京：中国医药科技出版社，2011.

［10］唐·孙思邈.备急千金要方［M］.北京：人民卫生出版社，1955.

［11］唐·孙思邈.千金翼方［M］.北京：人民卫生出版社，1955.

［12］唐·王焘.外台秘要方［M］.北京：人民卫生出版社，1996.

［13］唐·王冰.黄帝内经素问［M］.北京：人民卫生出版社，1963.

［14］宋·韩祗和.伤寒微旨论［M］.北京：中华书局，1985.

［15］宋·庞安时.伤寒总病论［M］.北京：人民卫生出版社，1989.

［16］宋·朱肱.类证活人书［M］.北京：中华书局，1985.

［17］金·成无己.注解伤寒论［M］.北京：人民卫生出版社，1963.

［18］宋·许叔微.许叔微伤寒论著三种［M］.北京：中国中医药出版社，

2015.

［19］宋·郭雍.伤寒补亡论［M］.北京：人民卫生出版社，1994.

［20］南宋·杨士瀛.伤寒类书活人总括［M］.北京：中国中医药出版社，
2015.

［21］明·方有执.伤寒论条辨［M］.上海：上海古籍出版社，1991.

［22］明·张遂辰.张卿子伤寒论［M］.北京：中国中医药出版社，2015.

［23］清·喻嘉言.尚论张仲景伤寒论三百九十七法［M］.北京：人民军医
出版社，2011.

［24］清·程应旄.伤寒论后条辨［M］.北京：中国医药科技出版社，2011.

［25］清·罗美.古今名医方论［M］.南京：江苏科学技术出版社，1983.

［26］清·汪琥.伤寒论辨证广注［M］.北京：中国中医药出版社，2014.

［27］清·沈明宗.伤寒六经辨证治法［M］.上海：上海科学技术出版社，
1959.

［28］清·钱潢.伤寒溯源集［M］.北京：学苑出版社，2009.

［29］清·张锡驹.伤寒论直解［M］.上海：上海古籍出版社，1996.

［30］清·陈梦雷.古今图书集成医部全录［M］.北京：人民卫生出版社，
1988.

［31］清·张隐庵.伤寒论集注［M］.北京：学苑出版社，2009.

［32］清·尤在泾.伤寒贯珠集［M］.上海：上海科学技术出版社，1937.

［33］清·黄元御.伤寒悬解［M］.北京：人民卫生出版社，2015.

［34］清·徐大椿.医学源流论［M］.北京：人民卫生出版社，2007.

［35］清·徐大椿.伤寒论类方［M］.北京：人民卫生出版社，1956.

［36］日·吉益东洞.类聚方［M］.北京：人民卫生出版社，1955.

［37］清·沈金鳌.伤寒论纲目［M］.北京：学苑出版社，2009.

［38］清·陈修园.伤寒论浅注［M］.北京：中国书店，1985.

［39］清·陈修园.伤寒医决串解［M］.福州：福建科学技术出版社，1983.

［40］清·陆懋修.世补斋医书［M］.北京：中医古籍出版社，2014.

［41］清·曹禾.医学读书志［M］.北京：中医古籍出版社，1981.

［42］陆渊雷.伤寒论今释［M］.北京：人民卫生出版社，1955.

［43］章太炎.章太炎全集［M］.上海：上海人民出版社，2014.

［44］任应秋.中医各家学说［M］.上海：上海科学技术出版社，1980.

［45］刘渡舟.伤寒论校注［M］.北京：人民卫生出版社，2013.

［46］范中林.范中林六经辨证医案选［M］.沈阳：辽宁科学技术出版社，
　　　1984.

［47］陈达夫.中医眼科临床经验［M］.北京：中国中医药出版社，2016.

［48］陈邦贤.中国医学史［M］.北京：团结出版社，2006.

［49］李培生.李培生医书四种［M］.北京：人民卫生出版社，2009.

［50］张喜奎.陈亦人医学薪传［M］.西安：西北大学出版社，2002.

论文类

［51］任应秋.学习《伤寒论》以前须要明确的几个主要问题［J］.中医杂
　　　志，1956，（3）：116-121.

［52］任应秋.试论古代治"伤寒学"的概况及其流派的形成（二）［J］.上
　　　海中医药杂志，1962，（8）：21-24.

［53］任应秋.试论古代治"伤寒学"的概况及其流派的形成（一）［J］.上
　　　海中医药杂志，1962，（7）：5-10.

［54］李树勋.六经辨证在儿科的应用［J］.辽宁中医杂志，1977，（1）：39-
　　　41.

［55］任应秋.学派争鸣在祖国医学发展中的贡献［J］.上海中医药杂志，

1979，（7）：41-43.

[56] 李惠义.柯琴经界学说之研究［J］.浙江中医学院学报，1981，（5）：26-28.

[57] 薛盟.柯韵伯的生平及其对伤寒注疏的贡献［J］.中医杂志，1981，（4）：8-11.

[58] 邓铁涛.《伤寒论》叙例辨［J］.中医杂志，1982，（8）：4-6.

[59] 李培生.《伤寒论》合病并病证治规律探讨［J］.新中医，1982，（11）：10-11.

[60] 薛盟.谈对柯韵伯运用《内经》疏证《伤寒论》的认识［J］.浙江中医学院学报，1982，（2）：45-47.

[61] 郁保生.对柯琴的《伤寒论翼》浅识［J］.福建中医药，1982，（1）：62-64.

[62] 蔡定芳.柯韵伯学术思想管窥［J］.浙江中医学院学报，1983，（1）：40-41.

[63] 陈亦人.试论《伤寒例》对外感时病理论的贡献［J］.新中医，1983，（4）：52-53.

[64] 韩育斌.略论柯琴对"方论"的贡献［J］.陕西中医函授，1983，（5）：52-54.

[65] 李惠义.柯琴对仲景"合病并病"理论的阐述与发挥［J］.南京医学院学报，1983，（2）：40-41.

[66] 盛燮荪，沈敏南.柯琴《伤寒来苏集》学术思想评述［J］.陕西中医，1983，4（1）：5-7.

[67] 赵辉贤.柯琴与《伤寒来苏集》［J］.天津中医学院学报，1983，（1）：82-86.

[68] 黄煌.历代研究外感病的流派［J］.南京中医学院学报，1984，（2）：

53–57.

［69］沈敏南.试评《伤寒论》注疏三大家——柯琴、吴谦、李彦师［J］.
北京中医，1984，（4）：27–29.

［70］张迪蛟.试论柯韵伯的医学成就［J］.浙江中医学院学报，1984，8（6）：
42–44.

［71］张友堂.柯琴学术思想探讨［J］.中医药学报，1985，（1）：16–18.

［72］陈亦人.略论"六经钤百病"［J］.山东中医学院学报，1986，10（4）：
13–17.

［73］竹剑平，楼季华.试论柯琴"伤寒合并病"学术思想［J］.中医药学
报，1986，（3）：14–15.

［74］高桂郁.柯琴的《伤寒论》六经观初探［J］.中医药学报，1987，（5）：
6–8.

［75］郭荣，秦华.明清中医发展史上的高峰时期［J］.云南中医学院学报，
1987，10（1）：13–15.

［76］刘万山，宫崇哲.柯琴《制方大法》初探［J］.黑龙江中医药，1987，
（5）：8–10.

［77］张大明，赵一，华琼.对伤寒论研究之思考［J］.医学与哲学，1987，
（12）：35–38.

［78］郭海英.柯琴错简思想探析［J］.中医药学报，1988，（5）：44–45.

［79］沈敏南.评述《范中林六经辨证医案选》［J］.临沂医专学报，1988，
10（3、4）：213–214.

［80］唐凯.《伤寒附翼》学术思想述评［J］.国医论坛，1988，（3）：47–
48.

［81］黄煌.伤寒论研究史上的三次高潮［J］.中医杂志，1989，11：10–13.

［82］蒋永光.方证相对——日本汉方医学的思维方式［J］.四川中医，

1990，（5）：3-5.

［83］丁光迪．读《范中林六经辨证医案选》后记［J］.南京中医学院学报，
　　　1991，7（1）：44-46.

［84］樊海，吴成，刘兴旺．日本著名汉方家吉益东洞学术思想探要［J］.
　　　国医论坛，1991，（6）：19-21.

［85］沈敏南．清代伤寒三大家之特色［J］.上海中医药杂志，1992，（12）：
　　　36-38.

［86］赵雄龙．柯韵伯对暑温病证的认识与发挥［J］.浙江中医学院学报，
　　　1992，16（4）：32.

［87］曹顺明．《伤寒来苏集》书名探［J］.中医药文化，1993，（2）：44.

［88］李惠义．柯韵伯学术思想临床观［J］.中医药研究，1993，（5）：10-
　　　12.

［89］李金田．试评柯琴对《伤寒论》的整理编次［J］.国医论坛，1993，
　　　（6）：35-37.

［90］李惠义．柯琴否定蓄水蓄血为太阳腑证探讨［J］.浙江中医杂志，
　　　1994，（8）：341-342.

［91］李惠义．柯韵伯脾胃学说探讨［J］.江苏中医，1994，15（2）：42.

［92］李惠义，李飞．柯琴"温病症治散见六经"学术思想探讨［J］.江苏
　　　中医，1995，16（3）：37-38.

［93］李惠义．柯韵伯《伤寒论翼·平脉准绳》学术思想探讨［J］.南京中
　　　医药大学学报，1995，11（3）：60-61.

［94］李惠义．柯韵伯对中医诊断学的贡献［J］.浙江中医杂志，1995，（5）：
　　　219-220.

［95］俞雪如．江浙医文化对日本汉方医学的影响［J］.浙江中医杂志，
　　　1995，（5）：235-237.

［96］于真健，杨彪.论日本汉方医学方证相对［J］.国医论坛，1996，11（4）：
　　　20-21.

［97］李宇.浅论柯琴学术思想［J］.泸州医学院学报，1997，20（4）：
　　　326-327.

［98］李惠义.柯韵伯开创仲景方剂学说体系［J］.中医药研究，1999，15（4）：
　　　4-5.

［99］薛军.《伤寒来苏集》辨证论治思想浅探［J］.国医论坛，1999，14（6）：
　　　16-17.

［100］李惠义.柯韵伯兵法类比医理学术思想探讨［J］.时珍国医国药，
　　　　2000，11（6）：528-529.

［101］李永宸.柯韵伯临床经验简介［J］.浙江中医杂志，2000，（8）：343.

［102］麦沛民，李任先.柯韵伯《伤寒论翼·制方大法》学术思想简介
　　　　［J］.广州中医药大学学报，2000，17（1）：88-89.

［103］杨利.柯琴治《伤寒论》之创见［J］.浙江中医杂志，2000，（4）：
　　　　141-142.

［104］张硕，谢学军，罗国芬.陈达夫眼科六经辨证思维恤系初探［J］.四
　　　　川中医，2000，18（4）：1-2.

［105］贺学林，李剑平.清代医家柯琴学术思想揽要［J］.中医药学刊，
　　　　2001，18（1）：18-20.

［106］林阳，李宇.论柯琴的学术成就［J］.成都医药，2001，27（4）：
　　　　217-218.

［107］刘振杰.柯琴"六经表证论"求探［J］.国医论坛，2001，16（4）：1-2.

［108］叶光明，鞠春英.试述柯琴先生的六经纵横论［J］.黑龙江中医药，
　　　　2001，（1）：2-4.

［109］俞雪如.柯琴、周南与吉益东洞之《类聚方》暨周南其人考［J］.医

古文知识，2001，（2）：27-29.

[110] 俞雪如."以方名证"思想对吉益东洞"方证相对说"的影响［J］.
上海中医药大学学报，2001，15（2）：12-14.

[111] 赵军礼.从《伤寒来苏集》编次方法浅析柯琴辨证论治思想［J］.中
医研究，2001，14（1）：7-8.

[112] 宋俊生.从《伤寒论翼》看柯韵伯在学术上的创见［J］.广州中医药
大学学报，2002，19（2）：157-158.

[113] 孙金芳.《伤寒来苏集》"六经地面"学说之我见［J］.中医研究，
2002，15（3）：2-3.

[114] 沈强.柯琴临床辨证观述要［J］.实用中医内科杂志，2003，17（3）：
159.

[115] 王再涛.试论柯琴"六经为百病立法"之说［J］.天津中医药，
2003，20（2）：51-52.

[116] 文小敏.浅谈柯韵伯经方研究之思路［J］.浙江中医杂志，2003，
（11）：468-469.

[117] 杨金萍.论柯琴"痉之属燥"说［J］.中国中医基础医学杂志，
2003，9（12）：27-28.

[118] 杨金萍.柯琴"六经辨证"精义阐微［J］.江苏中医药，2004,25（3）：
51-53.

[119] 杨金萍.柯琴六经类方法的由来及意义［J］.江西中医药，2004，35
（261）：14-15.

[120] 朱虹.从柯琴对桂枝汤的运用谈辨证论治的灵活性［J］.辽宁中医杂
志，2004，31（12）：986-987.

[121] 于虹.论中药的法象药理［J］.中华中医药杂志，2005，20（11）：
648-649.

［122］琚枫.柯琴用《内经》条文六释《伤寒论》［N］.中国中医药报，
　　　　2006，005.

［123］杨志蓉.试析《伤寒来苏集》辨证论治特色［C］.全国辨证论治研
　　　　讨会.上海，2006：60-62.

［124］史成和.中药法象药理学说浅述［J］.浙江中医药大学学报，2007，
　　　　31（6）：680-681.

［125］柳璇.柯琴家藏本《来苏集》研究［D］.上海中医药大学，2009.

［126］张胜，秦竹，熊洪艳，等.法象药理学的利与弊［J］.云南中医中药
　　　　杂志，2009，30（5）：3-5.

［127］郭伟，郭杨志，杜娟.柯琴六经地面说浅释［J］.光明中医，2011，
　　　　26（4）：661-662.

［128］李庆胜，任红艳.《伤寒来苏集》阴阳之所指［J］.亚太传统医药，
　　　　2011，7（12）：182-183.

［129］薄立宏，张大明.《伤寒来苏集》评述［J］.中医学报，2012，27
　　　　（8）：945-946.

［130］彭榕华，段逸山.《苏州国医杂志》述评［J］.中医文献杂志，2012，
　　　　（6）：49-51.

［131］陈秭林，段晓.李培生教授对柯韵伯学术思想之发挥［J］.湖北中医
　　　　药大学学报，2014，16（5）：105-106.

［132］常惟智，李久全，张淼，等.试析"法象药理"学说阐释中药功效的
　　　　利弊［J］.辽宁中医杂志，2015，42（3）：500-502.

［133］陈秭林.柯韵伯学术思想及源流研究［D］.湖北中医药大学，2015.

［134］程雅君，程雅群.《本草纲目》药理学的哲学渊源［J］.中国哲学，
　　　　2015，（9）：38-44.

［135］陈勇，杨敏，闵志强，等.析中药升降浮沉渊源流变［J］.四川中医，

2016，36（10）：17-20.

［136］李成文，王刚.《医宗必读》法象药理探讨［J］.中华中医药杂志，
2016，31（11）：4413-4415.

［137］李明."伤寒最多心病"一语值得商榷［J］.国医论坛,2016,31（4）：
3-4.

［138］李明轩.柯琴及其学术思想研究［D］.山东中医药大学，2016.

［139］刘珊，王永春，滕佳林.法象药理与中药自然属性的相关性研究
［J］.中国中西医结合杂志，2016，36（3）：370-372.

汉晋唐医家（6名）

张仲景　王叔和　皇甫谧　杨上善　孙思邈　王　冰

宋金元医家（19名）

钱　乙　刘　昉　陈无择　许叔微　陈自明　严用和

刘完素　张元素　张从正　成无己　李东垣　杨士瀛

王好古　罗天益　王　珪　危亦林　朱丹溪　滑　寿

王　履

明代医家（24名）

楼　英　戴思恭　刘　纯　虞　抟　王　纶　汪　机

薛　己　万密斋　周慎斋　李时珍　徐春甫　马　莳

龚廷贤　缪希雍　武之望　李　梴　杨继洲　孙一奎

吴　崑　陈实功　王肯堂　张景岳　吴有性　李中梓

清代医家（46名）

喻　昌　傅　山　柯　琴　张志聪　李用粹　汪　昂

张　璐　陈士铎　高士宗　冯兆张　吴　澄　叶天士

程国彭　薛　雪　尤在泾　何梦瑶　徐灵胎　黄庭镜

黄元御　沈金鳌　赵学敏　黄宫绣　郑梅涧　顾世澄

王洪绪　俞根初　陈修园　高秉钧　吴鞠通　王清任

林珮琴　邹　澍　王旭高　章虚谷　费伯雄　吴师机

王孟英　陆懋修　马培之　郑钦安　雷　丰　张聿青

柳宝诒　石寿棠　唐容川　周学海

民国医家（7名）

张锡纯　何廉臣　陈伯坛　丁甘仁　曹颖甫　张山雷

恽铁樵